协和专家
健康坐月子大全

马良坤　编著

中国轻工业出版社

U0378855

图书在版编目（CIP）数据

协和专家健康坐月子大全 / 马良坤编著 . 一北京：

中国轻工业出版社，2025.4

ISBN 978-7-5184-2985-1

Ⅰ . ①协… Ⅱ . ①马… Ⅲ . ①产褥期－妇幼保健－基

本知识 Ⅳ . ① R714.6

中国版本图书馆 CIP 数据核字（2020）第 074999 号

责任编辑：付 佳 责任终审：劳国强 责任监印：张京华

策划编辑：翟 燕 付 佳 责任校对：晋 洁 全案制作：悦然文化

出版发行：中国轻工业出版社（北京鲁谷东街 5 号，邮编：100040）

印 刷：北京博海升彩色印刷有限公司

经 销：各地新华书店

版 次：2025 年 4 月第 1 版第 6 次印刷

开 本：710×1000 1/16 印张：10

字 数：150 千字

书 号：ISBN 978-7-5184-2985-1 定价：39.90 元

邮购电话：010-85119873

发行电话：010-85119832 010-85119912

网 址：http://www.chlip.com.cn

Email：club@chlip.com.cn

目录
CONTENTS

坐月子，改善体质的最好时机

Part 2 养"走"月子病，人生不留遗憾

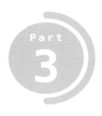

Part 3
呵护好乳房，喂奶美丽两不误

Part 4 不错过产后运动，身体恢复快

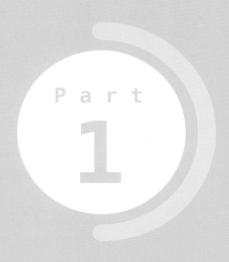

Part

1

坐月子，
改善体质的最好时机

顺产和剖宫产妈妈都要注意的事情

扫一扫 听音频

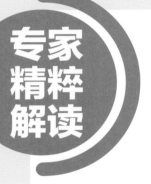

专家精粹解读

没下奶之前，千万不要喝下奶汤

产后让宝宝尽早吸吮乳房，就有助于让乳腺管畅通，而乳腺管畅通了也就下奶了。有些新妈妈经过宝宝吸吮就会下奶，有些新妈妈则会出现肿胀、发热等，这时一定要遵医嘱。

如果新妈妈在没有下奶之前（乳腺管还没有彻底通畅），喝下奶汤会导致乳汁一下子分泌过多，造成乳腺管堵塞，出现乳房胀痛。所以没下奶之前，千万不要喝下奶汤。

怎样判断自己的乳腺管是否通畅

实际上，乳腺管是否通畅，每个人的情况都是不一样的。生完宝宝后，只要用手竖捏乳头，有乳汁流出来就说明乳腺管是通的。

剖宫产后6小时内应去枕平躺

术后最好能去枕平躺，头侧向一边，这样能防止麻醉之后出现恶心、呕吐（呕吐物可能误吸到气管里面），以及头痛等颅内低压的出现。

帮助剖宫产妈妈捏捏全身肌肉，避免肌肉僵硬

剖宫产手术后，身上的麻醉药效还没有完全消退，会感到下肢麻麻的，这时家人要帮助新妈妈捏捏四肢的肌肉，能避免肌肉僵硬，为新妈妈尽早排便和下床行走做准备。

自然分娩后宜采取半坐卧姿势

经历了痛苦的分娩，看到了可爱的宝宝，完成了人生中的一件大事，这时大多数新妈妈都会感到非常幸福和满足。与此同时，强烈的疲惫感袭来，好想睡一觉。但专家建议，自然分娩的新妈妈产后不宜马上睡觉，应以半坐卧位姿势闭目养神，这样有助于消除产后疲劳，起到安神、缓解紧张情绪的作用。此外，这种姿势还能使气血下行，促进恶露的排出。

密切关注 24 小时内的出血量

产后第一天，新妈妈需要特别注意产后出血的问题。由于刚经历了分娩，新妈妈身体非常虚弱疲乏，这时家人要密切关注她的出血量，因为产后出血是导致新妈妈死亡的第一原因。

产后 2 小时内最容易发生产后出血，顺产妈妈产后 2 小时内出血 400 毫升，24 小时内出血 500 毫升，剖宫产妈妈产后 24 小时内出血量 1000 毫升，就可被诊断为产后出血。

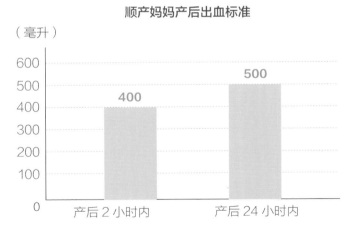

顺产妈妈产后出血标准

产后出血过多可导致休克、弥散性血管内凝血，甚至死亡，所以分娩后仍需在产房内观察。临床中有几个比较常见的会导致新妈妈产后出血的原因，如子宫收缩乏力、软产道的裂伤、胎盘残留（正常情况下，胎盘应该在分娩后 30 分钟左右娩出，但由于人流次数过多、多胎妊娠等，可导致胎盘粘连在子宫壁，不娩出，引起产后出血）等。也可能出现因出血过多，导致凝血机制出现障碍，无法止血。所以，一旦阴道出血较多，家人应该及时通知医生，尽快处理。

产后体温超过 38℃要当心

产后发热是大事，所以新妈妈一定要定时量体温，如果发现体温超过38℃就要当心了。分娩24小时内，新妈妈由于过度疲劳，体温可能会到37.5℃，但这以后，体温会慢慢恢复正常。有些新妈妈由于涨奶也可能会发热，但随着乳汁的排出，体温也会慢慢降下来。

所以，产后新妈妈要定时测体温，注意多喝水。

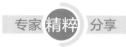

出现高热不退，及时告诉医生

如果新妈妈一直高热不退，有可能是产褥热，引起产褥热的原因主要有乳房感染、产道感染、泌尿系统感染等。产褥热需要及时治疗，否则可能引起腹膜炎、败血症等。所以，如遇到产后发热的情况，要及时告诉医生，以免贻误最佳治疗时间。

要准备保暖、防滑、舒适的月子鞋

月子期间，新妈妈一定要注意足部保暖，不要穿无后帮的拖鞋，应准备保暖、防滑、舒适的专用月子鞋或带帮的拖鞋，这样可以避免走路滑倒和走路带风引发的产后足跟痛或腹部不适。所以即使是酷暑季节，新妈妈也要穿带后帮的拖鞋，且要穿上袜子。

产妇多汗应进行温水擦浴

产后第1天，新妈妈身体虚弱，容易出虚汗，但不适合洗澡，这时可以用温水擦浴，让自己变得干干净净的，心情自然也会好很多。擦浴后，新妈妈要换上清洁、舒服、薄厚合适的衣服。冬天要注意保暖。

产后30分钟要让宝宝吃第一口奶

所有的新妈妈都要记住：产后30分钟让宝宝吃上第一口奶，且每次吸吮要超过30分钟！即使没有乳汁也要让宝宝吸吮乳头。这样做不仅有利于促进乳腺通畅，增加乳汁的分泌，还有利于子宫收缩。而且，母乳中的有益菌和抗体能帮助宝宝尽快建立肠道菌群和免疫系统。

此时宝宝的吸吮欲望强烈，且新妈妈乳头还没有发胀，宝宝容易吸吮，能快速学会吃奶。

第一次怎样喂奶

新妈妈要在产后 30 分钟内给宝宝喂奶，这时要放松心情，选择合适的哺乳姿势，既可以避免新妈妈出现腰酸背痛的问题，还能让新妈妈轻松喂奶，宝宝吃得顺利。

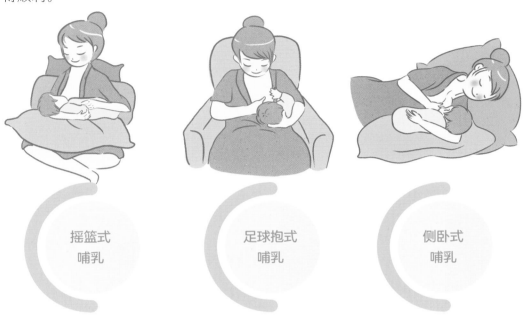

摇篮式哺乳　　　　足球抱式哺乳　　　　侧卧式哺乳

在有扶手的椅子上（也可靠在床头）坐直，把宝宝抱在怀里，下面垫上枕头，胳膊肘弯曲，宝宝后背靠着新妈妈的前臂，用手掌托着宝宝的头颈部（喂右侧时用左手托，喂左侧时用右手托），不要弯腰或者探身。另一只手放在乳房下呈"U"形支撑乳房，让宝宝贴近乳房，喂奶。这是早期喂奶比较理想的方式。

将宝宝抱在身体一侧，胳膊肘弯曲，用前臂和手掌托着宝宝的身体和头部，让宝宝面对乳房，另一只手将乳头送到宝宝嘴里。新妈妈也可以在腿上放个垫子，宝宝会更舒服。剖宫产及乳房较大的新妈妈适合这种喂奶方式。

新妈妈侧卧在床上，让宝宝面对乳房，一只手揽着宝宝的身体，另一只手将乳头送到宝宝嘴里，然后微托住乳房哺乳，以免堵住宝宝口鼻。这种方式适合新生儿以及新妈妈疲倦时喂奶，也适合剖宫产妈妈喂奶。

宝宝是最好的吸奶器

在宝宝出生的最初几天里，大部分新妈妈的乳腺管并不畅通，有人会借助吸奶器帮助下奶，但往往效果不理想。其实，宝宝频繁吸吮就能促进乳腺管的畅通，还能促进乳汁的分泌，所以，宝宝是最好的吸奶器。

两侧轮换着喂奶，可避免大小乳

新妈妈给宝宝喂奶时，要注意两侧乳房轮流喂，先从一侧开始，这侧乳房排空后，再喂另一侧。下次喂则变换乳房的先后顺序，这样可以避免大小乳。

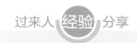
过来人 经验 分享

出现大小乳，这样处理

如果新妈妈两个乳房已经出现了大小不一的情况，可以让宝宝多吸吮小的一侧，增加刺激。尤其是宝宝饥饿时更要吸吮乳房小的一侧，这时吸吮能力强，刺激效果更好，能很好地改善乳房大小不一的情况。

乳房小就奶水少吗

很多乳房小的新妈妈也能成功哺乳，这说明，奶水充足与否跟乳房大小没有直接关系。新妈妈奶水少主要是乳房中产奶的腺体组织少导致的。但是，乳汁是宝宝吃得越多，分泌得越多。所以，不必担心，基本每个新妈妈分泌的乳汁都够自己宝宝吃。

什么情况下需要挤奶

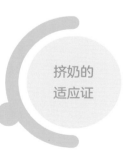

1　缓解涨奶。

2　缓解乳腺堵塞或乳汁淤积。

挤奶的适应证

3　母婴分离。

4　早产儿、低体重儿、宝宝没有吸吮能力时。

挤奶的原则主要有 3 个：①分娩后 6 小时之内开始挤奶；②间隔 3 小时挤 1 次，夜间也要挤奶；③每侧乳房挤 3～5 分钟，两侧乳房交替进行，每次持续 20～30 分钟。

协和专家健康坐月子大全

如何挤奶最科学

① 彻底清洗双手。

② 坐姿或站姿均可（以自己感到舒服为准），刺激射乳反射。

③ 将容器靠近乳房，用拇指、食指向胸壁方向轻轻下压（不要压得太深，否则易引起乳腺管阻塞，压力应作用在拇指、食指乳晕下方的乳房组织上，也就是说，必须压在乳晕下方的乳窦上），反复一压一放（本操作不应引起疼痛，若出现疼痛则说明方法不正确）。

④ 各个方向按此方法压乳晕，使乳房内每一个乳窦的乳汁都被挤出（不要挤压乳头，因为压或按乳头并不会出奶）。

⑤ 一侧乳房至少挤压3~5分钟，待乳汁少了，挤另一侧乳房，如此反复数次。

如何储存奶水

保存母乳
1　室温≤26℃，可保存6~8小时。

冷藏母乳
2　冷藏温度≤4℃，可保存24小时。最好放置在冰箱最里面，且温度最低的位置。

冷冻母乳
3　-18℃下冷冻，可保存6个月。同层冷冻室内不能放置其他物品，母乳解冻后可保存24小时。

吸奶器吸出的奶质量好吗

其实，用吸奶器吸会有部分奶水沾在瓶子上或吸奶管里，营养可能受到损失，但母乳终归比配方奶好；即使在冰箱里冷藏了24小时的母乳，还是比奶粉好。

高龄妈妈的奶量够宝宝吃吗

请记住，年龄不是影响母乳分泌的重要因素。除了一些特殊情况，如新妈妈身体较虚弱、患病等，大多数新妈妈的母乳是够宝宝食用的，当然，这里也包括高龄妈妈。

经过分娩，因虚弱、疲劳、失血过多、少食等，容易导致新妈妈乳腺管平滑肌痉挛，减少乳汁分泌。所以，高龄妈妈更要多注意休息，保持愉悦的心情，补充足够的营养，这样实现母乳喂养完全不是问题。

顺产妈妈：
好好休息，促进体力恢复

侧切妈妈要每天用温水冲洗外阴2次

会阴侧切术虽然是一个小手术，但也需要打麻药，然后切开皮肤、皮下脂肪、黏膜肌层，麻药过后伤口会疼痛，更怕感染。所以，会阴侧切的新妈妈在医院每天都有护士帮忙清洗外阴，如有必要，还会增加清洗次数。此外，新妈妈每次便后要用消毒棉擦拭并冲洗外阴，注意擦拭应该由前往后，不能由后往前。

侧切妈妈产后1～2小时出现严重疼痛，应及时通知医生

如果会阴侧切妈妈在产后1～2小时出现伤口严重疼痛，且越来越严重，并伴有肛门坠胀感，这可能是医生缝合时止血不够导致的，要及时通知医生。遇到这种情况，一般需要拆开缝线，消除血肿，止住出血点，然后重新缝合伤口，疼痛很快就会消失，且绝大多数都会正常愈合。

产后6～8小时督促新妈妈坐一坐

正常情况下，家人应督促顺产妈妈在产后6～8小时坐起来，因为总是在床上躺着，容易降低排尿的敏感度，可能会妨碍尿液排出，引起尿潴留，甚至导致血栓形成。

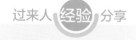

过来人 经验 分享

减轻会阴疼痛，有哪些小妙招

可以通过改变躺着的姿势来减轻会阴疼痛，如果伤口在左侧，应当向右侧躺；如果伤口在右侧，应当向左侧躺。此外，家人可以帮助新妈妈制作柔软的坐垫，也可避免对会阴的挤压。

每天使用热光源照射伤口，可以促进局部血液循环，加速伤口愈合，缓解疼痛。

及时补水，产后 6 ~ 8 小时一定要解小便

自然分娩的新妈妈第一次排尿非常重要。因为膀胱在分娩过程中受到挤压，会导致敏感度降低，容易出现排尿困难，而充盈的膀胱会影响子宫的收缩，所以产后 6 ~ 8 小时最好进行第一次排尿，以防止发生产后尿潴留。

产后第一次排尿会有疼痛感，这是正常现象，新妈妈不要担心，但如果实在排不出，或者有排不净感，需要及时告知医生。

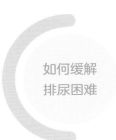

1 放松心情，多喝水，促进排尿。

2 打开水龙头，诱导尿感。

如何缓解
排尿困难

3 帮助新妈妈按摩小腹下方。

4 用热水袋敷小腹。

按摩关元穴、气海穴，促进排尿

按摩关元穴能促进尿液排出，预防产后尿潴留的发生。关元穴位于前正中线上，脐下 3 寸，按摩时以关元为圆心，用左手或右手手掌做逆时针及顺时针方向摩动 3 ~ 5 分钟，然后随呼吸按压关元穴 3 分钟。

按摩气海穴能辅助治疗产后小便不利等症状。气海穴位于前正中线上，脐下 1.5 寸，按摩时用拇指或食指指腹按压气海穴 3 ~ 5 分钟，力度适中即可。

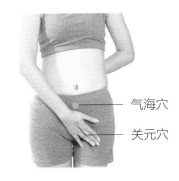

气海穴

关元穴

一天吃 5 ~ 6 餐，可减轻胃肠道负担

产后新妈妈的胃肠道功能还没有恢复正常，一顿不要吃太多，以免加重肠道负担，可少食多餐，一天可吃 5 ~ 6 餐。

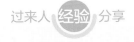
过来人 经验 分享

**到底吃几顿饭，
要根据自身情况来定**

每个新妈妈的食量不同，饮食习惯也不同，对于一天到底吃几顿饭，还要根据自身情况来决定，不能"一刀切"。

分娩后喝一碗暖暖的红糖小米粥

生完宝宝后身体虚弱，做点红糖小米粥给新妈妈喝，养血补血，恢复点元气。因为小米含丰富的维生素 B_1 和维生素 B_2，能够帮助新妈妈恢复体力，刺激肠蠕动，增进食欲。且小米有滋阴养血的功能，可使产后新妈妈虚弱的体质得到调养，帮助恢复体力。红糖有温补、促进恶露排出的功效，可缓解腹冷疼痛，有利于子宫收缩与恢复，是一种很好的补益食物。所以食用红糖小米粥对新妈妈产后恢复非常好。

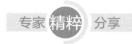

红糖小米粥要稀，才更补

产后喝的红糖小米粥是很稀的，米粒很少，这符合新妈妈产后肠胃虚弱的特点，所以看到这种汤汤水水的红糖小米粥不要大惊小怪。

怎样判断产后贫血

分娩后，新妈妈失血较多，气血亏损，身体虚弱，很多人会出现贫血，一般医生会结合是否出现头晕、面色苍白、乏力等症状，通过抽血检测判断是否贫血。

产后贫血如何补

如果新妈妈产后出现轻度贫血，要多吃些富含铁的食物。动物血、动物肝脏、瘦肉、木耳、花生等食物既能活血化瘀，又能补血，促进恶露的排出，所以花生红枣小米粥是产后餐的较佳选择。

如果新妈妈贫血严重，就需要补充铁剂，医生会根据新妈妈的贫血程度开药，也可以吃孕期剩下的铁剂，但要注意产品的保质期。

顺产妈妈一日食谱推荐

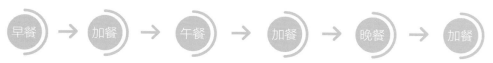

早餐	加餐	午餐	加餐	晚餐	加餐
小米粥 糖水煮荷包蛋	藕粉粥	软烂面条 肉末蒸茄子	萝卜水	青菜豆腐汤 蛋黄包	红枣桂圆粥

注：其实新妈妈可以吃的月子餐很多，这里举几个例子仅供参考，适合自己的才是最好的。

糖水煮荷包蛋

材料　鸡蛋1个，红糖20克，红枣2枚。

做法

❶ 红枣洗净，去核。

❷ 锅置火上，放入红糖、红枣和适量清水，打入鸡蛋，煮约10分钟即可。

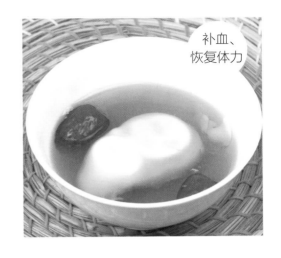

补血、
恢复体力

蛋花汤

材料　鸡蛋1个。

调料　盐1克。

做法

❶ 鸡蛋打入碗中，加盐搅匀。

❷ 锅置火上，放适量清水煮开，放入鸡蛋液，煮开即可。

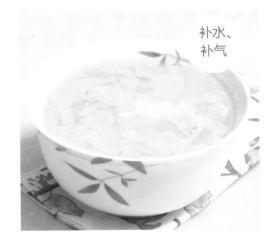

补水、
补气

藕粉粥

材料　藕粉、大米各25克。

调料　白糖2克。

做法

❶ 大米洗净，放入锅中煮开。

❷ 大米熟时加入藕粉和白糖调匀即可。

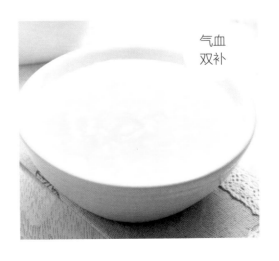

气血
双补

剖宫产妈妈：排气后再进食

扫一扫 听音频

6 小时后最好枕枕头侧卧位休息

剖宫产妈妈 6 小时后就可以枕枕头了，但不宜平卧，因为这样会加重伤口疼痛，且这个姿势对子宫收缩痛较敏感，最好采用身体与床成 20 ～ 30 度角（可用毛毯或被子垫在后背）的姿势休息，这样能缓解身体移动时对伤口的牵拉痛和震动。

伤口可放置沙袋，减少渗血

术后医生会在新妈妈的伤口上放一个沙袋，且要求持续压迫 6 小时，主要有 3 个目的：

防止和减少刀口及深层组织渗血，起到止血的作用。

通过对腹部的压迫，刺激子宫收缩，减少子宫出血，加速子宫恢复。

预防术后腹腔压力骤降，防止腹腔静脉和内脏中血液过量，以防回流到心脏，增加心脏压力。

谨防缝线断裂

术后家人要提醒新妈妈伤口还没有恢复，时刻要小心。因为新妈妈咳嗽、恶心等都有可能牵拉到伤口。新妈妈一旦出现剧烈咳嗽等情况，家人可以用手按压伤口两侧，避免伤口撑开。

剖宫产妈妈要早用止痛药

术后麻醉药的药效逐渐消失，腹部伤口的痛楚越来越难以忽略。一般在产后 12 小时内，伤口就会传来剧烈的疼痛。为了能够让产妇好好休息，尽快恢复，可请医生在手术当天或当夜用一些止痛药物。如果条件允许，可以应用术后镇痛泵。镇痛泵分为静脉和硬膜外两种，可由新妈妈自行控制，帮助度过产后前 3 天的疼痛日子。

如果疼痛难忍，也可以用口服止痛药，并不会影响喂奶和肠蠕动。需要注意的是，不要等到疼痛难忍时再用口服止痛药，这样会影响新妈妈的休息、睡眠和心情，妨碍产后恢复。

剖宫产妈妈生完宝宝就能喂奶吗

剖宫产虽然会使用麻药，但一般是局部麻醉，不会影响奶水的质量。所以产后30分钟就可以给宝宝喂奶。这时把宝宝放在新妈妈胸前，让他的鼻子轻触新妈妈的乳头，认识乳房，发现食物的来源，等他闻到乳汁的味道，就会舔舐乳头或者吸吮乳汁。

伤口愈合前不宜多吃深海鱼

鱼类，特别是深海鱼，体内含有丰富的有机酸，能抑制血小板凝集，不利于术后止血和伤口愈合，所以剖宫产妈妈产后头几天不宜过多食用深海鱼。

剖宫产后不宜吃得太饱

剖宫产妈妈排气后就可以进食了，但要注意不要吃得太饱，以免导致腹胀、腹压增高，延长康复时间。

剖宫产妈妈排气后一日食谱推荐

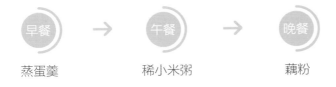

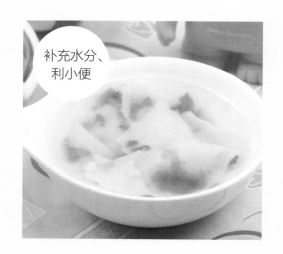

补充水分、利小便

三角面片汤

材料 馄饨皮50克，青菜25克，高汤100克。

做法

❶ 青菜洗净，切小块；馄饨皮用刀拦腰切成两半，再切成三角状。

❷ 锅中放高汤煮开，放入三角面片，煮开后放入青菜碎，煮沸即可。

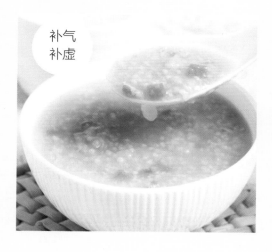

补气补虚

牛肉小米粥

材料 小米100克，牛瘦肉50克，胡萝卜20克。

调料 姜末5克，盐1克。

做法

❶ 小米洗净；牛瘦肉洗净，切碎；胡萝卜洗净，去皮，切小丁。

❷ 起锅烧水，加上述食材煮沸后转小火煮至小米开花，加入姜末煮沸，加盐调味即可。

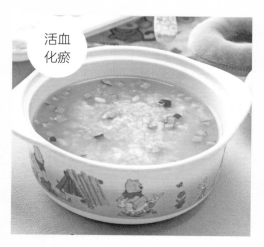

活血化瘀

花生红枣小米粥

材料 小米、花生米各30克，红枣3枚。

调料 白糖5克。

做法

❶ 红枣洗净，去核，剁碎；小米洗净；花生米洗净，剁碎。

❷ 锅置火上，加入适量清水煮沸，加入红枣碎和花生碎，大火煮开，加入小米，煮至小米开花儿，加入白糖调匀即可。

宝宝：除了睡就是吃

金水水，银水水，不如妈妈的奶水水

1　母乳中含有较多的脂肪酸和乳糖，钙、磷比例适宜，更适合新生宝宝消化和吸收，不易引起过敏、腹泻和便秘；母乳中还含有利于宝宝大脑发育的牛磺酸，有助于促进新生宝宝智力发育。

2　母乳中含有多种可增强新生宝宝免疫力的物质，可帮助新生宝宝预防感染，减少患病。特别是初乳中含有多种抗体和免疫球蛋白，这是任何代乳品都没有的。

3　在母乳喂养中，新妈妈对宝宝的照顾、抚摸、拥抱等身体接触都是对其良好的刺激，不仅能够促进母子感情加深，而且能够使新生宝宝获得满足感和安全感，促进其心理和大脑的发育。

4　母乳中的乳蛋白不同于牛奶的乳蛋白，过敏体质的新生宝宝食用母乳，可以减少因牛乳蛋白过敏引起的腹泻、气喘、皮肤炎症等过敏反应。

5　母乳中铁的含量比较少，但其含有的铁是活性铁，吸收率高达75%；且母乳中含有较多的乳糖和维生素C，能促进铁的吸收，有利于预防新生儿贫血。

珍贵的初乳，不能浪费

初乳是指新生儿出生后 7 天内所吃的母乳。俗话说"初乳滴滴赛珍珠"，初乳中不仅含有一般母乳的营养成分，还含有抵抗多种疾病的抗体、免疫球蛋白、噬菌酶、吞噬细胞、微量元素等。这些物质能提高新生儿的抵抗力，促进新生儿的健康发育。

初乳中还含有保护肠道黏膜的抗体，能防止肠道疾病。虽然初乳中蛋白质的含量高，但都容易被消化和吸收，所以初乳是宝宝最珍贵的食物。

专家 精粹 分享

母乳按分泌的时间分为初乳、过渡乳和成熟乳

宝宝出生7天之内的乳汁为初乳，7～14天的乳汁为过渡乳，14天以后的乳汁为成熟乳。

Part 1　坐月子，改善体质的最好时机

怎样判断宝宝的有效吸吮和无效吸吮

扫一扫 听音频

　　开始吃奶后，宝宝如果进行有效吸吮，就能吃得饱；如果是无效吸吮，就吃不饱。无效吸吮不仅不利于宝宝身体发育，还会导致新妈妈出现涨奶。

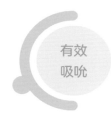

1　吸吮慢而深，有停顿。

2　吸吮时面颊鼓起，能听到吞咽声。

有效吸吮

3　吃饱后嘴松开乳房。

4　新妈妈有泌乳反射指征。

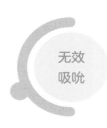

1　吸吮快而浅。

2　吸吮时面颊内陷，基本无吞咽声。

无效吸吮

3　易把宝宝和乳房分开。

4　新妈妈无泌乳反射指征。

怎样准确判断新生儿是否吃饱了

　　新生儿总是吃，到底该如何判断新生儿是否吃饱了呢？可以从下面几个方面来判断：

1　听新生儿吃奶时下咽的声音，是否每吸吮2～3次就可以咽下一大口。

2　看新生儿吃完奶后是否有满足感，是否能安静睡30分钟以上。

3　看新生儿的大便是否为金黄色糊状，排便次数是否为2～6次/天。

4　看新生儿排尿次数，是否达6次/天。

5　看新生儿体重增长情况，是否增长30～50克/天，是否第一个月增重600～1000克。

　　如果不能达到以上标准，就说明宝宝没有吃饱，需要尽快找到原因，否则会影响宝宝的生长发育。

宝宝没有吃奶时，不用喂糖水、奶粉

新生儿是储存着水、脂肪和葡萄糖诞生的，最初几天，少量的初乳完全能满足他的需求，并不需要添加任何饮料和代乳品，如果添加，只会给母乳喂养造成不良影响。若喂奶前给宝宝喂水、糖水或其他代乳品等，宝宝有了满足感，就会减少对母乳的需求，也就不能有力地吸吮乳头，进而减少对乳房的吸吮刺激，使新妈妈泌乳减少，导致乳量不足，不利于母乳喂养和宝宝的健康发育。

纯母乳喂养的宝宝需要喂水吗

一般情况下，纯母乳喂养的宝宝是不需喂水的。因为母乳中 80% 以上是水，还含有宝宝所需的蛋白质、脂肪、乳糖、钙、磷等，可以满足 6 个月内宝宝成长需要的全部营养物质，所以 6 个月以内的宝宝根本不需要补充任何辅食，当然也不需要额外补充水。此外，新妈妈的母乳温度适宜，还能自动根据宝宝的需求增减水分，是宝宝最完美的食物。所以，新妈妈不用担心宝宝会缺水，只要按照宝宝的需求提供母乳即可。

宝宝睡觉时，要不要叫起来吃奶呢

不用。因为宝宝不醒，就说明宝宝不饿。如果宝宝饿了，自然就会醒。所以，宝宝睡觉时不用叫起来吃奶，否则会影响宝宝的睡眠质量，不利于其身体健康。

新生儿睡觉真的不需要枕头吗

是。因为新生儿的脊柱是直的，生理弯曲还未形成，后脑勺和背在同一水平面上，平躺时并不会造成肌肉紧绷状态。此时，新生儿的头几乎与肩同宽，这样平躺、侧卧都会很自然，因此，新生儿不需要枕头。

 辟谣 小分队

按揉宝宝头部防扁平头

宝宝出生时头骨较软，加上经过产道时的压迫，容易导致头骨重叠在一起，所以新生儿出生后会出现扁平头的情况。这时家里老人会提出按揉头部，让其圆起来，其实这是不科学的。这种情况一般都能自然长好，并不需要采取矫正措施。

宝宝一竖抱就不哭，可以竖着抱吗

不可以。因为此时新生儿的头部约占身体的 1/4，而宝宝的颈部肌肉还没有发育完全，如果竖抱宝宝，就会使宝宝头的重量全部压在颈椎上，容易对宝宝脊椎造成损伤。

囟门的护理

刚出生的宝宝头顶有两块没有骨头的"天窗"，医学上称为囟门。前囟门，一般会在宝宝 1 ~ 1.5 岁时闭合。而后囟门是顶骨和枕骨形成的较狭小的"人"字形间隙，会在宝宝 6 ~ 8 周时闭合。

在给宝宝洗澡时可以清洗前囟门，注意手指要轻轻揉洗囟门，不要强力搔抓、按压，也不要用硬物刮划囟门处。如果囟门处的污垢不易洗掉，可以用精制油或香油润湿 2 ~ 3 小时，等污垢变软后再用棉棒或软梳按照头发生长的方向轻轻擦掉或梳掉即可。

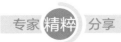

前囟门是反映宝宝健康与否的窗口

1. 囟门鼓起可能是颅内感染、颅内肿瘤或积血、积液等。

2. 囟门凹陷多见于因腹泻等原因导致脱水的宝宝，亦可见于营养不良、消瘦的宝宝。

3. 囟门早闭指前囟门提前闭合。此时必须测量宝宝的头围，如果明显低于正常值，可能提示脑发育不良。

4. 囟门迟闭指宝宝1.5岁后前囟门仍未关闭，多见于佝偻病、呆小病等。

5. 囟门过大可能患有先天性脑积水或佝偻病。

6. 囟门过小很可能是小头畸形。

第一次排出深绿色胎便

新生儿大多会在出生后 24 小时内第一次排出深绿色的胎便，这主要是胎儿期肠道内的分泌物、胆汁、吞咽的羊水以及胎毛、胎脂、脱落的上皮细胞等在肠道内混合形成的。

胎便总量大约 150 克，一般 3 ~ 4 天排干净。如果新生儿出生后超过 24 小时还不排胎便，就要及时找医生看一下。因为胎便中有大量的胆红素，必须尽早排出，否则会加重新生儿黄疸。

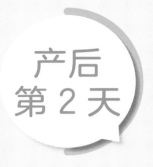

产后
第 2 天

顺产和剖宫产妈妈
都要注意的事情

新妈妈服药后 4 小时才能喂奶

若新妈妈因为某种原因需服用药物，又不想放弃母乳喂养，就最好在服药 4 小时后再喂奶，这样能降低母乳中药物浓度，减少宝宝吸收的药量。

宝宝胃容量的变化

弹珠大小

乒乓球大小

鸡蛋大小

出生第1天
胃容量5～7毫升

出生第3天
胃容量22～27毫升

出生第5～6天
胃容量46～57毫升

出生第2天
胃容量10～13毫升

出生第4天
胃容量36～46毫升

出生第7天～6个月
胃容量60～90毫升

产后 2 ～ 3 天没有奶水也属正常

有些新妈妈会因为自身的原因，出现在产后 2 ～ 3 天都没有初乳分泌的情况，这会让新妈妈焦急万分。其实，大可不必担心，因为新生儿头三天是不需要什么食物的，他们从母体中已经带够了维持 3 天的营养物质，这也是新妈妈初乳量分泌很少的原因。这时新妈妈可以通过热敷乳房来促进泌乳反射，增加乳汁分泌量。

产后第 1 ~ 3 天排红色恶露，量多

产后 1 ~ 3 天，护士和家人要密切关注新妈妈的恶露情况，正常的恶露应该呈鲜红色，量较多，有血腥味。如果发现恶露颜色灰暗且不新鲜，有异味，并伴有子宫压痛，则说明子宫有感染，应该及时请医生检查，尽快控制感染。

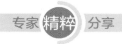 专家 精粹 分享

恶露的排出有一个过程

产后1~3 天：红恶露，恶露呈鲜红色、量较多，有血腥味；产后4~10 天：浆液性恶露，为淡红色血液、黏液和较多的阴道分泌物；产后2 周后：白恶露，恶露中含有白细胞、胎膜细胞、表皮细胞等。

下床活动要防止眩晕

新妈妈分娩时可能会因失血过多和太过用力而伤元气，导致脑部供血不足，出现眩晕的情况。经过 1 天的恢复，这种情况已经有所缓解，但下床时仍要有家人陪同，避免眩晕摔倒的发生。

新妈妈下床前应先在床边坐5分钟，确定没有不舒服再起身。

下床方便前要先吃点东西恢复体力，避免晕倒在厕所内。上厕所的时间不要太久，蹲下、站起动作要慢。

一旦出现头晕现象，要立刻坐下来，在原地休息，可以喝点热水，等不适感觉消失后再回到床上。

凹陷乳头和扁平乳头的新妈妈怎样喂奶

新妈妈可以戴一种像塑料贝壳一样的特殊胸罩，里面一层多是塑料或橡胶材质，可以让乳头突出来，戴几小时，脱下来就可以直接喂奶了。也可以拿一个大一点的针管，把针尖去掉后，用针管来吸乳汁，然后喂给宝宝吃。

如果乳头凹陷，怎么也弄不出来，但还想母乳喂养，可以买一个双头电动吸奶器，每天将奶吸出来后用奶瓶喂宝宝。

哺乳妈妈不宜吃的药

若哺乳妈妈因某种原因需要服用一些药物，这些药物可能会通过血液循环进入乳汁中，进而被宝宝摄入体内，影响宝宝的健康，还会影响新妈妈的产奶量。所以，对于一些危及新妈妈和宝宝健康的药物（见下表）要尽量避开。

药物种类	具体种类
抗生素	红霉素、庆大霉素、氯霉素等
镇痛药	美沙酮、安乃近、索米痛片、阿尼利片等
催眠药	苯巴比妥、安定等
抗甲状腺药	碘剂、硫氧嘧啶等
抗肿瘤药	氟尿嘧啶等
其他	多潘立酮、阿司匹林、利血平等

需要特别注意的是，哺乳妈妈一定要在医生的指导下服用药物，是否能继续哺乳应遵医嘱。

哺乳时生气，乳汁会产生毒素

不会产生毒素。但不建议在生气时哺乳。

从西医角度来讲，新妈妈生气时身体处于应激状态，会使肾上腺素分泌增加，影响乳汁的分泌，所以此时不建议给宝宝哺乳。

从中医角度来讲，哺乳妈妈生气容易肝郁气滞，甚至产生血瘀，使得乳汁量减少或变色，宝宝吃了这种奶会心跳加速，变得爱哭闹，烦躁不安，夜晚睡觉不安稳，甚至出现消化功能紊乱等，所以此时不宜喂奶。

新妈妈要坚持少食多餐，饿了就吃

此时新妈妈的肠胃还没有完全恢复正常，一顿不要进食太多，以免加重肠胃负担，但也不要让肚子处于饥饿的状态，最好是饿了就吃，不要局限于一天吃几顿。

鸡蛋富含蛋白质、卵磷脂、钾、镁等成分，易消化吸收，产后新妈妈适当食用可促进伤口愈合，补充体力。但是吃鸡蛋一天1～2个就可以了，过量食用反而会增加消化系统的负担。

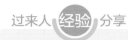
正确喝生化汤，调理、排恶露两不误

生化汤能生血祛瘀，帮助排出恶露，但产后不宜立即服用，一般顺产妈妈在产后第2～3天可以饮用，剖宫产妈妈最好产后7天再开始饮用。生化汤应温热饮用，以7天为宜，不宜长时间服用，最长不要超过2周。因为分娩2周后，新妈妈的子宫内膜已经进入新的生长期，而生化汤有排瘀血的功效，不利于子宫内膜的新生，容易导致出血不止。

不同体质的新妈妈在饮用生化汤前最好先咨询医生。产后血热且有瘀滞的新妈妈不宜饮用；恶露过多、出血不止的新妈妈也不宜饮用。

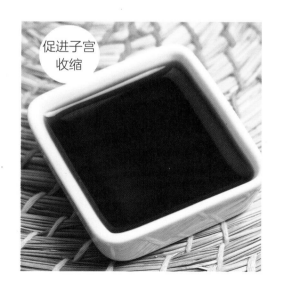

促进子宫收缩

生化汤

材料 当归20克，川芎15克，炮姜、炙甘草各1克，桃仁（去皮、尖）10克，黄酒10克。

做法

将桃仁敲碎后与当归、川芎、炙甘草、炮姜一起放入锅中，加入黄酒和水（以没过药材为宜），煎成一碗。每天正餐前空腹喝50克。

顺产妈妈：会阴伤口护理

保持会阴清洁卫生，预防感染

每次大小便后要清洗外阴，清洁外阴时可用棉球蘸生理盐水或清水，按照从前向后、从内向外的顺序，即先擦阴阜及两侧阴唇，最后擦肛门，切忌由肛门开始向前擦。清洗时不要加入清洁液或洗护液，否则会使皮肤干燥，加重伤口疼痛。

侧切妈妈一旦有了尿意就要立刻排尿，千万不能憋尿，否则不利于身体恢复，还易发生感染。

注意会阴卫生，可用孕妇专用卫生巾

产后1~3天是新妈妈恶露量最多的时期，这时要注意及时更换卫生巾，避免会阴部感染。通常我们选用产妇专用卫生巾，分为 XL、L、M 三个型号，产后第2天适合用 L 型号的卫生巾。产妇专用卫生巾型号和产妇体形无关，只是分别对应恶露的不同时期。

可以吃些软烂的面条和蛋汤

产后第2天，新妈妈的肠胃功能尚未恢复，仍以吃清淡、易消化的流质食物为主。此时除了喝粥外，还可以吃点煮得软烂的面条等。

顺产妈妈一日食谱推荐

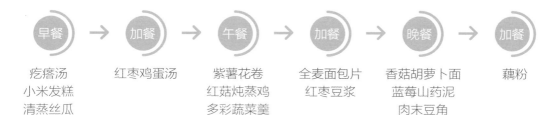

早餐	加餐	午餐	加餐	晚餐	加餐
疙瘩汤 小米发糕 清蒸丝瓜	红枣鸡蛋汤	紫薯花卷 红菇炖蒸鸡 多彩蔬菜羹	全麦面包片 红枣豆浆	香菇胡萝卜面 蓝莓山药泥 肉末豆角	藕粉

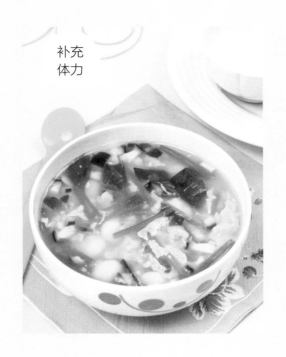

补充
体力

疙瘩汤

材料 面粉50克，鲜香菇30 克，鸡蛋1个，虾仁、菠菜各20克。

调料 盐1克，香油少许，高汤适量。

做法

❶ 虾仁去虾线，洗净，切碎；鲜香菇洗净，切丁；鸡蛋取蛋清，与面粉、适量清水和成面团，揉匀，擀成薄片，切成小丁，撒入少许面粉，搓成小球；蛋黄打成蛋液；菠菜洗净，焯水，切段。

❷ 锅中放高汤、虾仁碎、面球煮熟，加蛋黄液、盐、香菇丁、菠菜段煮熟，最后淋入香油即可。

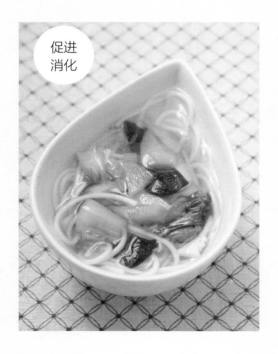

促进
消化

香菇胡萝卜面

材料 挂面50克，鲜香菇、胡萝卜各30克，菜心80克。

调料 盐1克，葱花5克。

做法

❶ 菜心洗净，切段；香菇、胡萝卜洗净，去皮，切片。

❷ 锅内倒油烧热，爆香葱花，加足量清水大火烧开，放入挂面煮至软烂，加入香菇片、胡萝卜片和菜心段略煮，加盐调味即可。

剖宫产妈妈：产后伤口痛有妙招

帮助新妈妈坐起来，有助于排气

剖宫产后的第 2 天，家人，尤其是孩子爸爸，要帮助新妈妈坐起来，这样有利于新妈妈排气。具体做法是：

爸爸坐在床头，与新妈妈背靠背，支撑着她的重量。新妈妈也可以把身体侧过来，由爸爸扶持着坐起来。可以直接把床头摇起来，让新妈妈呈半坐卧位。

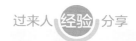

缓解术后腰酸背痛有妙招

如果新妈妈术后出现腰酸背痛，又不能用镇痛泵，可以喝些西洋参汤。

拔掉导尿管后要及时排尿

剖宫产妈妈在手术前会被放置导尿管，一般在术后 24 ~ 48 小时，待膀胱肌肉恢复收缩排尿功能后将其拔出。导尿管拔出后，新妈妈应尽快排尿，以降低排尿困难的可能性，以及因长时间使用导尿管引发尿路感染的危险性。

要穿大号内裤，避免摩擦伤口

剖宫产后，新妈妈可以选择大一号的三角或平脚内裤，这样可以更好地保护伤口，让伤口感觉更舒服。因为术后新妈妈的抵抗力比较弱，所以内裤要每天更换，洗后要放在太阳下曝晒，这样可以有效地防止伤口感染。

产后伤口疼痛难忍，家人来帮忙

剖宫产后的第 2 天，很多新妈妈仍然感到伤口十分疼痛，家人可以通过下面的方法帮助其缓解疼痛。

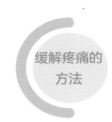

1 当新妈妈翻身或者咳嗽时，爸爸可以用双手搀扶住其身体，这样有利于减少震动，从而减轻新妈妈伤口的疼痛。

缓解疼痛的方法

3 可以播放一段轻柔的音乐，以减轻伤口的疼痛。

2 当新妈妈侧躺时，可在其腰下放一个枕头，或者在腹部放一条毛毯，也可减轻疼痛。

以上都是不错的"止痛剂"，相信细心的家人会帮助新妈妈顺利度过这个难熬的疼痛期。

继续以粥、蒸蛋等为主，不要大补

产后第 2 天，新妈妈尚处于身体恢复期，肠胃功能比较弱，最好食用易于消化的流质或半流质的饮食，比如小米粥、瘦肉粥、蒸鸡蛋等。比较油腻的、大补的食物，比如猪蹄汤，仍不宜食用。也不要吃刺激性的食物，过酸、过辣都不行。

可以吃动物血来补铁

铁是促进血液中血红素形成的主要成分之一，血红素可使皮肤红润有光泽，因此新妈妈的膳食中富含铁元素的食物必不可少，如动物血、动物肝脏、瘦肉、木耳、海带、芝麻、黑豆等。

剖宫产妈妈一日食谱推荐

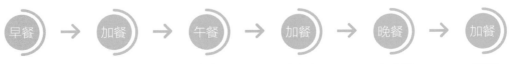

早餐	加餐	午餐	加餐	晚餐	加餐
猪肝菠菜粥	三角面片汤	莲藕排骨汤 鸡蛋番茄面	猪血粥	疙瘩汤 油菜鸡蛋羹 胡萝卜土豆泥	藕粉

猪肝菠菜粥

材料 大米80克，猪肝50克，菠菜30克。

调料 盐1克。

做法

❶ 猪肝洗净，切片，入锅焯水，沥水；菠菜洗净，焯水，切段；大米洗净。

❷ 锅内倒水烧开，放大米煮熟，放猪肝煮熟，再加菠菜稍煮，出锅前加盐调味即可。

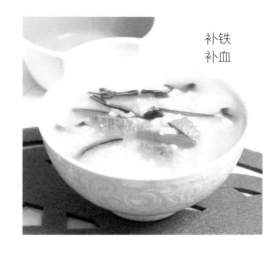

补铁
补血

猪血粥

材料 大米100克，猪血50克，水发腐竹35克。

调料 葱花5克，酱油、盐各1克。

做法

❶ 大米、猪血、腐竹分别洗净。猪血切条，腐竹切段。

❷ 锅内倒水烧沸，加大米煮熟，放腐竹段煮熟，再放入猪血条煮熟，加盐、酱油调味，撒上葱花即可。

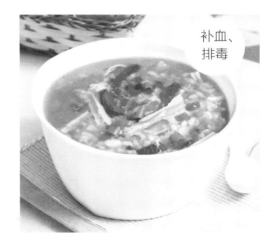

补血、
排毒

丝瓜蛋汤

材料 鸡蛋1个，丝瓜50克。

调料 盐1克。

做法

❶ 鸡蛋打散；丝瓜洗净，去皮，切成小丁。

❷ 锅内倒水，倒入丝瓜丁煮开，倒入鸡蛋液，出锅前加盐调味即可。

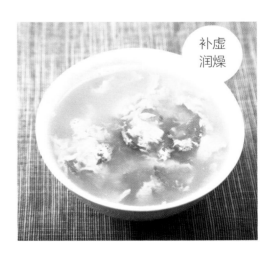

补虚
润燥

Part 1 坐月子，改善体质的最好时机

宝宝：科学护理，分清正常与异常

出生后 3 天内"掉水膘"是正常现象

大部分新生宝宝在出生后的 1 周内都会出现体重下降的现象，下降范围约原有体重的 7% 是正常的。一般出生后的第 3~4 天，体重会掉至最低点，这被称为新生儿生理性体重下降，也被称为"掉水膘"。大约在 7~10 天就会恢复至刚出生时的体重，甚至是超过刚出生时的体重。

根据美国儿科学会母乳喂养指南相关数据显示，若婴儿出生后体重下降超过原体重的 7%，就会出现脱水和急性营养不良，会损伤婴儿健康，此时应立即添加配方奶。体重下降没有超过出生时体重的 7%，即可坚持纯母乳喂养。过早食用配方奶，今后发生过敏的概率会明显增高。若新妈妈分娩后未能马上分泌乳汁，可让婴儿不断吸吮，以刺激乳房尽快产生乳汁。

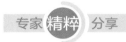

新生儿体重增长有规律可循

新生儿的体重会以平均每天30克的速度增长。在新生儿期的28天中，体重增长应大于600克。如果每日体重增长少于20克或满月时体重增长少于600克，则说明新生儿体重增长不良，可能是母乳不足、喂养不当或其他原因造成的。这时家长应给予重视，积极寻找原因。

新生儿"脱皮"，不用过于担心

几乎所有的新生儿都有脱皮的现象，可能是轻微的皮屑，也可能是像蛇一样蜕皮，父母不必过于担心。脱皮主要有 2 个原因：

1　新生儿皮肤最上层的角质层发育不完全导致的脱皮。

2　新生儿连接表皮和真皮的基底膜并不发达，导致表皮和真皮连接不紧密，造成表皮脱落。

新生儿脱皮现象以四肢、耳后较为明显，当然，其他部位也可能出现。此时无须采取特殊的保护措施或强行将脱皮撕下，洗澡时使其自然脱落即可。但如果脱皮伴随红肿或水疱等，则需要及时就医。

怎样给宝宝打襁褓

所谓打襁褓，就是用棉布做成的被子、毛毯等包裹新生儿，可以增强宝宝的安全感，还能保暖，让宝宝睡得安稳。新生儿刚刚离开母体，还保持着在子宫内的姿势，四肢弯曲，包入襁褓会帮助他适应肢体顺直状态。但包裹宝宝时应以保暖、舒适、宽松、不松包为原则。那么，到底该怎样给宝宝打襁褓呢？

辟谣小分队

不能用绳子固定宝宝的身体

有些新妈妈在给宝宝包襁褓时，会在外面捆上2～3道绳带，其实这是不科学的，因为这样会妨碍宝宝四肢的运动。此外，宝宝被捆紧后，肢体接触不到周围的物体，不利于宝宝触觉的发展。

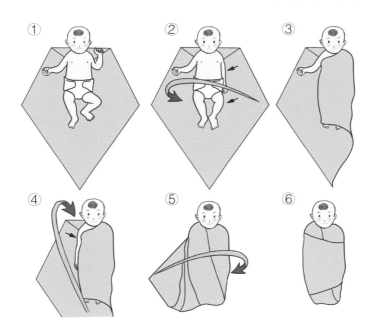

① 把被子铺在床上，将上角折下约15厘米，让宝宝仰面放在被子上，保证头部枕在折叠的位置（如图①）。

② 把被子靠近宝宝左手的一角拉起来，盖在宝宝的身体上，并把边角从宝宝的右手臂下掖进宝宝身体后面（如图②③）。

③ 把被子的下角（宝宝脚的方向）折回来盖到宝宝的下巴以下，如有多余部分可从左侧掖进宝宝身体下面（如图④）。

④ 把宝宝右臂边的一角拉向身体左侧，并从左侧掖进身体下面（如图⑤⑥）。

有些宝宝喜欢胳膊能自由活动，那可以只包宝宝胳膊以下的身体，这样他就能活动手和手指了。

怎样准确判断宝宝是冷还是热

刚出生的宝宝神经末梢反射还不完全，手脚常常是冰凉的，这是正常现象，所以宝宝冷暖不能以手脚的温度来判定。那么，怎样判断宝宝是冷还是热呢？

1. 宝宝的后颈及背部能准确反映体温。如果这两处较热甚至出汗，应适当给宝宝减少衣服。反之，要及时给宝宝添加衣服。

2. 如果宝宝的脸红扑扑的或者呼吸较为沉重，可能是长痱子的前兆，这时应摸摸宝宝的手脚，如果是温热的，应适当减少衣服。

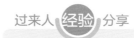

过来人 经验 分享

打喷嚏，是鼻腔遇冷的本能反应

宝宝出现打喷嚏的现象，不要简单认为是受凉或感冒了，因为此时宝宝的鼻腔还未发育完善，遇到冷空气时就会反射性地打喷嚏，是一种自我保护，不用过于担心。

怎样给宝宝拍嗝

溢奶是很多新妈妈遇到的头疼事儿，其实防止溢奶的方法很简单，就是宝宝每次吃完奶后要及时拍嗝，帮助宝宝把吸入的空气吐出来。下面介绍3种常见的拍嗝方法。

1. 先铺一条毛巾在新妈妈的肩膀上，防止新妈妈衣服上的细菌和灰尘进入宝宝的呼吸道。

2. 右手扶着宝宝的头和脖子，左手托住宝宝的小屁屁，缓缓竖起，将宝宝的下巴靠在新妈妈的左肩上，靠时注意用肩去找宝宝，不要硬往上靠。

3. 左手托着宝宝的屁股和大腿，给他向上的力，新妈妈用自己的左脸部去"扶"着宝宝倒来倒去。

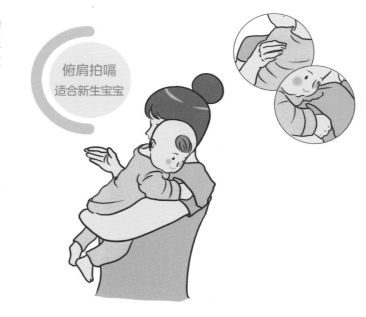

俯肩拍嗝
适合新生宝宝

4. 拍嗝时右手鼓起呈接水状，在宝宝后背的位置小幅度由下至上拍打。1~2分钟后，如果还没有打出嗝，可将宝宝慢慢平放在床上，再重新抱起继续拍嗝，这样的效果会比一直抱着拍要好。

1 两只手抱住宝宝的腋下，让宝宝横坐在新妈妈大腿上。

2 宝宝的重心前倾，新妈妈左手臂搭好毛巾，并从宝宝的腋下穿过，环抱住宝宝的肩膀，支撑宝宝的体重，让宝宝的手臂搭在新妈妈的左手上。

3 让宝宝的面部朝外，开始拍嗝。

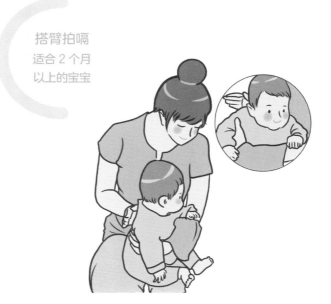

搭臂拍嗝
适合2个月
以上的宝宝

1 新妈妈双腿并拢，让宝宝端坐在大腿上和新妈妈面对面。

2 一只手从侧面环绕住宝宝的后背，另一只手拍宝宝后背。

这种姿势的好处是新妈妈和宝宝面对面，能够及时了解宝宝的情况，看清宝宝的面部表情变化。

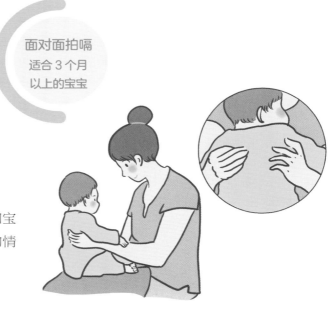

面对面拍嗝
适合3个月
以上的宝宝

顺产和剖宫产妈妈
都要注意的事情

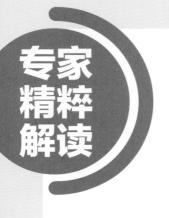

专家
精粹
解读

睡觉时不要挤压乳房，否则易得乳腺炎

生完宝宝后，新妈妈的乳房丰满、充盈，若不慎挤压，会使软组织受损或引起增生，还容易变形，导致双乳下垂。

睡觉时最易挤压乳房，所以要保持正确的睡姿，以仰卧为主，侧卧为辅，尽量不要俯卧，以免压迫乳房，得乳腺炎。此外，不要长时间向一个方向侧卧，左右侧卧交替，可避免一侧乳房压迫过久。

月子看电视不是坏事，适可而止就好

分娩使新妈妈的身体发生变化，且消耗很多体力，长时间看电视容易出现眼疲劳，易发生屈光不正等眼病，还可引发头痛、胸闷等症状。但月子期间，新妈妈保持良好、轻松的心态才是至关重要的。新妈妈看电视可以缓解抑郁情绪，但要注意适可而止，尽量保证每天不超过1小时。

奶水不是攒出来的而是吸出来的

有的新妈妈会觉得自己的奶很少是不是应该攒多一点、胀一点再给宝宝吃？千万不要这样做。因为奶水是吸出来的，不是攒出来的。乳房是一个神奇的构造，只有及时排空才能及时生产，如果总是堆着、攒着，乳腺管堵住了不仅会涨奶痛苦，还会影响乳汁的分泌。

宝宝睡你就睡

到了今天，新妈妈的身体已经有所恢复，能做的事情也多了，如喂奶、换尿布、哄宝宝等这些都，会让新妈妈的休息、睡眠时间大打折扣。睡眠质量下降加上劳累，让很多新妈妈疲惫不堪。所以，为了自己和宝宝的健康，新妈妈要根据宝宝的生活规律调整自己的作息，宝宝睡觉的时候，新妈妈也要抓紧时间休息，这样才能保证有足够的精力照顾好宝宝。

乳房变大，应做好乳房护理

乳房变得越来越大，更应做好乳房护理。首先保护好乳头，避免因为宝宝的吸吮造成乳头皲裂。其次，要避免哺乳姿势不当引起的乳房下垂。正确的哺乳方式，是让孩子双唇都张开，嘴巴要张得足够大，含住大部分的乳晕，检查孩子的舌头——它的前面应该伸在下牙龈上，在下唇和乳房之间形成杯状。在环抱婴儿时，尽量让孩子靠近乳房，以免抻拉乳头。此时不要使用奶瓶或橡皮奶嘴，以免婴儿产生乳头混淆。

每天授乳 8 次以上，利于下奶

不论乳汁分泌多少，都应该坚持每天授乳 8 次以上，每次宝宝吸吮两侧乳房的时间控制在 30 分钟内，这样有利于下奶，还能预防乳腺炎，加快子宫收缩。

多吃些"开心"的食物，缓解产后抑郁

大部分新妈妈在月子初期会或多或少地出现产后沮丧的现象，情绪容易波动、不安、低落，常常为一些不称心的事而感到委屈，甚至伤心落泪，影响自身的恢复和精神状态，甚至正常哺乳。此时新妈妈应多吃些"开心"食物，有利于缓解产后抑郁。

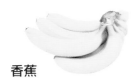

香蕉
所含的生物碱可帮助大脑制造血清素，减少抑郁。

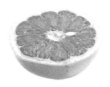

葡萄柚
富含维生素P和维生素C，能够滋养组织细胞，增加体力，从而使人振奋精神，舒缓压力。

小米
含有丰富的B族维生素，能健胃，滋阴养血，可缓解紧张和忧虑的情绪。

顺产妈妈：可以出院了

正常情况下，妈妈可以出院了

家人应该将新妈妈出院的衣服提前准备好，接到医生的出院通知时，可以从容地回家。要根据不同季节选择合适的衣服，保证衣服能遮盖住身体重要部位。此外，上衣尽量选择开襟的，因为回家途中可能需要给宝宝哺乳，开襟的衣服更加方便。同时，由于上衣要接触宝宝娇嫩的皮肤，最好选择刺激性小的棉质面料。

空调房在一定条件下是可以待的

在炎热的夏季，为了保暖，有些新妈妈穿着长衣、长裤，不敢开空调，最终导致中暑，甚至长痱子。其实，新妈妈是可以待在空调房的，只是有一定的条件限制。

❶	❷	❸
温度在22～26℃为宜，且新妈妈和宝宝都要穿长衣长裤。	最好选择健康型的空调，如有负离子、光触媒等有空气净化功能的空调。	注意不要让空调的冷风直接对着新妈妈和宝宝吹。

非哺乳妈妈宜边回乳边进补

一部分新妈妈可能会因某些原因不能进行母乳喂养，需要回乳，这时在饮食上要吃一些抑制乳汁分泌的食物，如炒麦芽等。尽量远离促进乳汁分泌的食物，如花生、猪蹄、鲫鱼等。但因为刚经历了分娩，新妈妈的身体恢复也需要滋补，应吃些低热量、低脂肪、滋补功能强的食物，做到边回乳边进补。

顺产妈妈一日食谱推荐

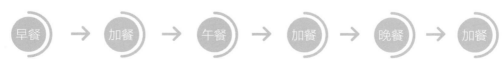

早餐 →	加餐 →	午餐 →	加餐 →	晚餐 →	加餐
煮鸡蛋 红薯玉米面糊 南瓜花卷 炒胡萝卜丝	香蕉奶昔	西芹花生藕丁 二米饭 麻油猪肝 清蒸鳕鱼	藕粉 核桃仁	牛肉小米粥 蒜蓉菠菜 茄子馅包子	蒸蛋羹

挂面卧鸡蛋

材料 挂面80克，猪瘦肉50克，鸡蛋1个，菠菜30克。

调料 姜丝5克，酱油、香油、盐各1克。

做法

❶ 猪瘦肉洗净，切丝，用酱油、盐、姜丝和香油拌匀腌渍5分钟；菠菜洗净，切段。

❷ 锅内倒水烧开，下入挂面，待水将开时，将鸡蛋整个卧入汤中，烧开，加入肉丝和菠菜段略煮即可。

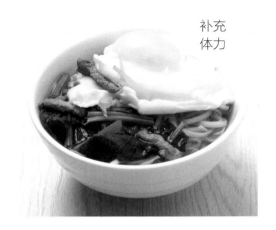

补充体力

红薯玉米面糊

材料 红薯80克，玉米面100克。

做法

❶ 红薯去皮，洗净，切块，放入锅中，加适量水大火煮沸，转小火熬煮。

❷ 玉米面中加少量清水，搅匀后倒入煮熟的红薯汤中，待汤浓稠煮沸即可。

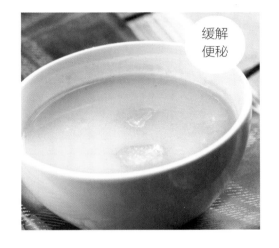

缓解便秘

麻油猪肝

材料 猪肝100克，香油30克，米酒60克。

调料 姜片5克。

做法

❶ 猪肝洗净，切片。

❷ 锅内倒香油烧热，放入姜片，转小火炒至姜片皱褐而不焦黑，再转为大火，放入猪肝片炒至变色。

❸ 最后放入米酒煮开即可。

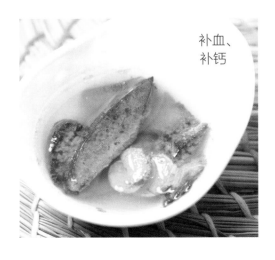

补血、补钙

剖宫产妈妈：基本适应了宫缩痛

基本适应了宫缩痛

产后第3天，新妈妈基本适应了宫缩的疼痛。这时护士会通过伤口换药，了解伤口有无渗血、有无红肿发炎等，及时了解新妈妈的身体情况。在这个过程中，新妈妈会有小小的不适感，但是可以承受。

哺乳的正确姿势

剖宫产妈妈由于伤口的原因，不能像自然分娩的新妈妈采取横抱式和侧卧式哺乳姿势。下面我们介绍2种适合剖宫产妈妈的哺乳姿势，既有利于新妈妈身体恢复，又有利于宝宝吸吮。

扫一扫 听音频

新妈妈背靠床头呈坐或半坐卧位，背后垫靠舒服，然后将枕头或棉被放在身体一侧，高度约在乳房下方。把宝宝的臀部放在垫高的枕头或棉被上，腿朝新妈妈身后，新妈妈用胳膊抱住宝宝，使宝宝的胸部紧贴新妈妈的胸部，新妈妈另一只手以"C"字形托住乳房，保证宝宝含住乳头及大部分乳晕。

床上坐位哺乳

过来人 经验 分享

侧卧喂奶能避免压迫伤口

如果新妈妈能侧卧喂奶，也可以不采取坐位哺乳。为侧卧喂奶方便夜间哺乳，还能避免腰酸背痛。

新妈妈坐在床边的椅子上，尽量坐舒服，身体靠近床边，与床边成一夹角。把宝宝放在床上，用枕头或棉被把他垫到适当的高度，使他的嘴能刚好含住乳头。新妈妈就可以环抱住宝宝，另一只手呈"C"字形托住乳房给宝宝哺乳。

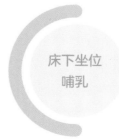

床下坐位哺乳

进餐有顺序，减轻胃部负担

新妈妈在进餐时可先吃蔬菜类的食物，增加饱腹感，然后再喝汤，接着吃主食，最后吃富含蛋白质的肉类食物。这样既能保证营养需要，又能减少进食量，有利于控制体重。

进餐先后顺序

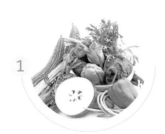

吃蔬菜
提供膳食纤维、维生素、矿物质。

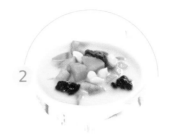

喝汤
先吃下的蔬菜遇到汤水能增加饱腹感。

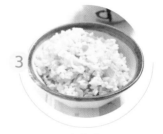

吃主食
主食富含碳水化合物。此时进食不会摄入过多。若能把主食换成五谷饭等，对体重控制更有帮助。

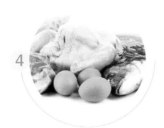

吃肉、鱼、蛋等
补充每日所需的蛋白质。

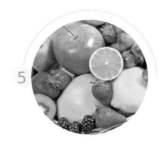

吃水果
提供矿物质、维生素。多选择甜度低的水果如苹果等，有利于减肥。

剖宫产妈妈一日食谱推荐

 → → → → →

小米粥　　　　蒸苹果　　　二米饭　　　益母草　　　清汤面　　　小米粥
香菇肉末菜丝　　　　　　　鸽子汤　　　煮鸡蛋　　　多彩蔬菜羹
蔬菜鸡蛋软饼　　　　　　　木耳炒山药　　　　　　　清蒸鲈鱼
　　　　　　　　　　　　　蒜蓉西蓝花　　　　　　　肉炒胡萝卜

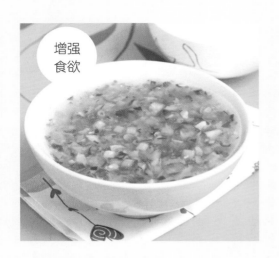

增强
食欲

多彩蔬菜羹

材料 大白菜、油菜各100克，胡萝卜50克，鲜香菇15克。

调料 葱末3克，盐1克，水淀粉适量。

做法

❶ 鲜香菇、大白菜、油菜洗净，切末；胡萝卜洗净，去皮，切末。

❷ 锅内倒油，炒香葱末，放入上述食材略炒后倒入清水煮沸。用盐调味，勾芡即可。

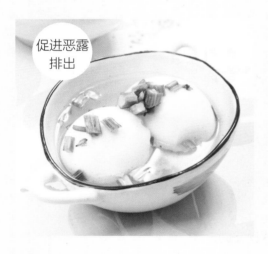

促进恶露
排出

益母草煮鸡蛋

材料 益母草30克，鸡蛋2个。

做法

❶ 将益母草去杂质，洗净，切成段，沥干；鸡蛋冲洗干净。

❷ 将益母草、鸡蛋放入锅内，加水同煮，10分钟后鸡蛋熟，把外壳去掉，再放入此汤中煮15～20分钟即可。

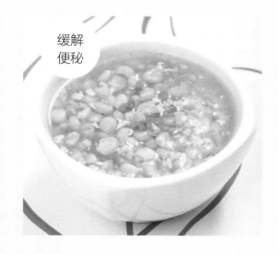

缓解
便秘

鸡蓉玉米羹

材料 玉米粒50克，鸡胸肉25克。

调料 盐1克，水淀粉10克，葱花5克。

做法

❶ 玉米粒洗净，沥干；鸡胸肉洗净，切碎。

❷ 锅内倒油烧热，加鸡肉碎炒散，加入玉米粒和适量水煮30分钟，加盐调味，用水淀粉勾芡，撒上葱花即可。

宝宝：关注生理性黄疸

脐带的日常护理要怎么做

1 每天清洁肚脐部位，重点清洁白色的脐带根部，宝宝的肚脐对疼痛不敏感，新妈妈可以放心清洁。

2 清洁完毕，要用干净的毛巾将肚脐擦干。

3 用棉花棒蘸75%的酒精涂于肚脐处，由脐带根部开始向外擦拭皮肤。

4 每次换尿布时，需要检查脐部是否干燥。若发现脐部潮湿，需用75%的酒精再次擦拭（75%酒精的作用是使肚脐加速干燥，干燥后易脱落，也不易滋生细菌）。脐带脱落后，也可按此方法处理。

宝宝出现生理性黄疸

大多数宝宝在出生72小时后会出现生理性黄疸。主要由于新生儿血液中胆红素释放过多，而肝脏功能尚未发育成熟，无法将胆红素及时排出体外，胆红素就聚集在血液中，引起皮肤变黄。这种现象会先出现于脸部，进而扩散到身体的其他部位。

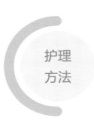

护理方法

1 生理性黄疸属于正常现象，一般情况不需要治疗，通常在出生14天后自然消退。

2 很多母乳喂养的宝宝，由于母乳的原因，黄疸消退较慢，这时可以暂停母乳3天左右。

3 若黄疸程度较严重，可根据医生诊断采用光照疗法。

若出现病理性黄疸要及时治疗

当黄疸过高或者持续不退时，应及时就医，判断宝宝是否是病理性黄疸。病理性黄疸的原因可能有：母亲与宝宝血型不合导致新生儿溶血症、婴儿出生时有体内或皮下出血、新生儿感染性肺炎、败血症、新生儿肝炎、胆道闭锁等。黄疸过高可能对新生儿智力产生影响，所以一定要及早就医。

正确给宝宝洗澡，健康又安全

洗澡前的准备

选择合适的时间	洗澡的时长	注意室温和水温	除去饰物
不要在宝宝吃饱后立即洗澡，以防宝宝洗浴中出现不适或呕吐。若宝宝身体不舒服，如出现拒绝吃奶、呕吐、咳嗽、体温达37.5℃以上等，不宜洗澡。	对宝宝来说，洗澡是非常消耗体力的。因此，每次洗澡的时间最好在10分钟左右，在温水中浸泡的时间最好不要超过5分钟。	洗澡的最佳室温在28℃。不要在通风处洗澡，以防宝宝受凉。要保持适宜的水温，夏天水温应保持在37～38℃，冬天以37～40℃为宜。	洗澡前，家长要摘下手表、手链、戒指等物品，并要注意修剪指甲，以防抓伤宝宝。给宝宝洗澡前，家长要先用肥皂洗净自己的双手。

清洗全身

❶

选用婴儿沐浴露，取5～10毫升倒入洗澡水中，搅拌至产生泡沫。

❷

新妈妈拿掉裹在宝宝身上的毛巾，慢慢地将其放入水中，让宝宝坐在里边。

❸

用一只胳膊托着宝宝的后背和脖子，让宝宝呈半躺半坐的姿势。按照双手、胳膊、肩膀、脖子、前胸、肚子、腿和后背的顺序来洗。需要注意的是，宝宝身体的褶皱处，如脖子、腋下、腹股沟等，一定要彻底清洗干净，避免汗渍、大小便的残留等阻塞皮肤毛孔引起毛囊炎。

❹

洗完澡后，小心地把干净的温水倒在宝宝的肚子上冲洗，最后将宝宝全身浸在干净的水里10秒钟左右再抱出来。

❺

把宝宝放在毛巾上，用毛巾围住全身，轻拍擦干。宝宝的胳膊和腿要按摩着擦，手指要一个个张开着擦。

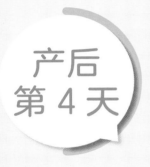

产后第4天

顺产和剖宫产妈妈都要注意的事情

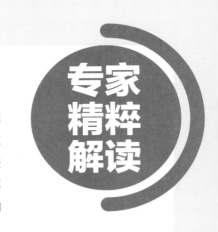

专家精粹解读

哪种睡姿有利于产后恢复

分娩结束后，新妈妈的子宫会迅速回缩，但韧带很难在短时间内恢复原状，再加上盆底肌肉、筋膜在分娩时过度拉伸或撕裂，会导致子宫在盆腔内的活动范围较大，进而容易随着体位的变化而变动，所以月子期间，新妈妈要注意躺卧的姿势。为了避免子宫倾倒，应尽量避免长期仰卧，可采取仰卧和侧卧交替休息，有利于产后身体恢复。

月子里不要吃过硬的食物

产后新妈妈不要食用过硬的食物，否则会伤害牙齿，还会增加肠胃负担。月子里的肉类食物尤其要煮烂，应避免吃脆骨等不易嚼烂的食物，这些食物不好消化，且对牙齿是一种磨损，容易损坏牙釉质。月子里建议选择一些较为柔软的食物，如烂面条、馄饨、粥、汤等。

哺乳妈妈一定要远离回奶食物

如果新妈妈没有身体方面的不适，建议最好母乳喂养，而且这也是大多数新妈妈的选择。对于母乳喂养的新妈妈来说，在饮食方面要注意远离可能导致回奶的食物。

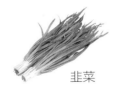

韭菜

炒麦芽

花椒

味精

近视的新妈妈，产后暂时告别隐形眼镜

孕期由于激素的变化，会导致孕妈妈眼睛的分泌物减少，眼球变干，不适合戴隐形眼镜。产后虽然身体在逐渐恢复，但这个过程不是一两天就能完成的，一般要至少 3 个月的时间才能恢复正常，所以专家建议产后暂时告别隐形眼镜。

宝宝吃不完的奶一定要吸出来

乳房中剩余的奶水会堵塞乳腺管，严重的会造成乳腺炎，且多余的奶水还会影响乳房泌乳，所以宝宝没有吃完的奶一定要吸出来。吸出来的奶水可放在专用储奶容器里，放入冰箱保存，等宝宝饿时给宝宝热热吃。奶温可用新妈妈的手背试，感觉不烫为宜。

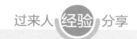

宝宝频繁吃奶有可能是身体快速成长

宝宝频繁吃奶，实际上是身体正在快速生长的信号，说明他需要更多的营养。此时，建议新妈妈专心喂奶，尽力多产奶，让宝宝获得更多的营养，满足其身体的快速发育。

饮食仍要以清淡为主

新妈妈的消化功能此时还没有恢复，所以饮食应以清淡不油腻为主，不宜大补。因为产褥早期胃肠肌张力仍较低，肠蠕动减弱，新妈妈食欲欠佳，这时若大量进食过油腻的食物或骤然进补，反而使身体难以接受，引起消化不良、吸收不良。因此这段时间饮食一定要清淡，不要过于油腻。喝汤的时候，为了避免过于油腻，可以将上层的油撇除再喝。

不要急于喝老母鸡汤

民间认为，老母鸡营养丰富，是补虚的佳品，认为产后应该多喝老母鸡汤。但现在有另一种说法，认为产后吃老母鸡会造成回奶。理由是分娩后，新妈妈血液中雌激素和孕激素水平大大降低，泌乳素水平升高，促进了乳汁的形成。而母鸡肉中含有一定量的雌激素，因此，产后立即吃老母鸡会使新妈妈血液中雌激素的含量增加，抑制泌乳素的分泌，从而导致新妈妈乳汁不足，甚至回奶。这个说法目前并无可靠证据证实。但保险起见，产后不用急于喝老母鸡汤，可以先选用其他汤，如鲫鱼汤、瘦肉汤等进补。

加强 B 族维生素的摄取

B 族维生素可以促进新妈妈身体的能量代谢，还有帮助提高神经系统和加强血液循环的作用，对产后脏器功能恢复有很大的好处。富含 B 族维生素的食物包括五谷类、豆类等。

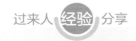

过来人 经验 分享

家中温度、湿度多少适宜

新妈妈回到家里后，爸爸要注意家中的温度、湿度，这样才能让新妈妈和宝宝住得更舒服。新妈妈的房间温度最好保持在20～25℃。冬季天气干燥，室内空气的相对湿度应保持在55%～65%，如果湿度不够，可以在室内放一个加湿器或者放盆水，能提高空气湿度。

房间要保持通风，但不能吹对流风

有些新妈妈怕受风，整天紧闭门窗，这对新妈妈和宝宝都是不利的。爸爸应该保证新妈妈房间每天开窗通风两三次，每次20～30分钟，这样有助于减少空气中病原微生物的密度，防止病菌感染。通风时，新妈妈和宝宝要避免吹对流风。

顺产妈妈：吃些通乳的食物

侧切妈妈，回家后每天至少冲洗会阴 2 次

侧切妈妈回家后，应用 1:5000 高锰酸钾溶液温水坐浴，每天至少 2 次，每次 10 ～ 15 分钟，有利于会阴部消毒，促进伤口愈合。

冷水，绝对不能碰

新妈妈经过分娩，全身的骨骼、韧带松弛，如果经常碰冷水，寒气就会侵袭到骨头里，很可能会落下月子病，所以月子里不能碰冷水。

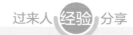

可以用矿泉水瓶自制冲洗器

回家后如果新妈妈不方便坐浴清洗会阴，可以用矿泉水瓶自制一个冲洗器，里面放入配好的高锰酸钾溶液，用力一挤即可冲洗会阴，十分方便。

吃鸡蛋宜煮、宜蒸

鸡蛋富含优质蛋白质，能够加强营养，促进伤口愈合，还能提高乳汁质量，是新妈妈月子里必不可少的食物。新妈妈每天吃鸡蛋以 1 ～ 2 个为宜，最好是水煮蛋或蒸蛋羹，不宜采用油炸、油煎等方式，以免含过多脂质影响消化吸收。

可以喝些催乳汤

一般产后第 4 天，新妈妈开始正式分泌乳汁了，也有的人会稍晚些。开始泌乳后，可适当多喝点汤，但要将汤内的浮油去除，以免摄入过多高脂食物阻塞乳腺管，而且过早进食太多的脂肪也会使乳汁内脂肪含量过高，易引起宝宝腹泻。

顺产妈妈一日食谱推荐

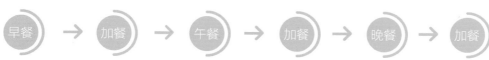

早餐	加餐	午餐	加餐	晚餐	加餐
鸡蛋红糖小米粥 麻酱蒸饼 上汤娃娃菜 煮鸡蛋	草莓 腰果	香菇胡萝卜面 木瓜鲫鱼汤 小炒千叶豆腐 香菇粉丝煲	牛奶泡麦片	豆沙包 花生红枣蛋花粥 木须肉 红烧牛肉	红豆百合莲子汤

木瓜鲫鱼汤

材料 木瓜250克，鲫鱼300克。

调料 盐2克，料酒10克，葱段、姜片各5克，香菜段3克。

做法

❶ 将木瓜去皮除子，洗净，切片；鲫鱼除去鳃、鳞、内脏，洗净。

❷ 锅内倒油烧热，放入鲫鱼煎至两面金黄，盛出。

❸ 将煎好的鲫鱼、木瓜片放入汤煲内，加入葱段、料酒、姜片，倒入适量水，大火烧开，转小火煲40分钟，加入盐调味，出锅前撒香菜段即可。

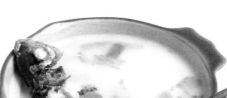

补虚、下乳

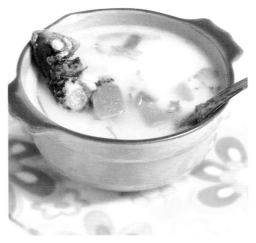

花生红枣蛋花粥

材料 糯米60克，大米40克，花生米25克，红枣4枚，鸡蛋1个。

调料 蜂蜜10克。

做法

❶ 花生米、糯米分别洗净，用水浸泡4小时；红枣洗净，去核；大米洗净，浸泡30分钟；鸡蛋磕入碗中，搅匀。

❷ 锅置火上，倒入适量清水烧开，放入花生米、糯米、大米，大火煮沸后转小火熬煮20分钟，放入红枣继续熬煮15分钟，将蛋液顺时针浇入粥中，熄火放至温热，调入蜂蜜即可。

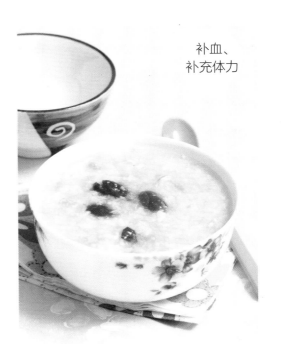

补血、补充体力

剖宫产妈妈：宫缩痛逐渐消失

剖宫产妈妈的宫缩痛在逐渐消失

一般来说，到了产后第3～4天，新妈妈宫缩疼痛已经减轻甚至消失。但是，护士还会继续给新妈妈的伤口换药，这个过程可能会有小小的不适感，但一般都在可以承受的范围内，新妈妈不必过于担心。此时，剖宫产妈妈的身体虽然还未完全恢复，但也可以适度下床走动，这样有利于恶露的排出，还能促进身体的恢复，但要注意不做剧烈运动。

吃些促进伤口愈合的食物

这时新妈妈可以有更长时间看护宝宝了，体力消耗会相应增大，伤口也开始愈合，这时要多吃一些促进伤口愈合的食物。

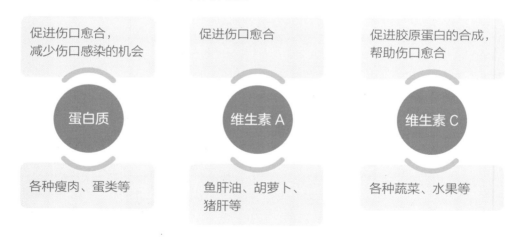

促进伤口愈合，减少伤口感染的机会	促进伤口愈合	促进胶原蛋白的合成，帮助伤口愈合
蛋白质	维生素A	维生素C
各种瘦肉、蛋类等	鱼肝油、胡萝卜、猪肝等	各种蔬菜、水果等

剖宫产妈妈一日食谱推荐

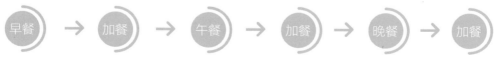

早餐	加餐	午餐	加餐	晚餐	加餐
蛋黄大米粥 紫薯花卷 白灼芥兰 酱牛肉	燕麦南瓜粥 香蕉	米饭 牡蛎豆腐汤 姜丝紫苋菜	桂花酒酿 水果捞	玉米面发糕 红枣党参牛肉汤 油菜炒豆腐 烧二冬	红豆双皮奶

鲈鱼豆腐汤

材料 鲈鱼1条，豆腐、鲜香菇各50克。

调料 葱花、姜片各5克，盐2克。

做法

❶ 鲈鱼处理干净，切块，入锅略煎，盛出；豆腐洗净，切块；香菇洗净，去蒂。

❷ 锅置火上，放入适量清水，加入姜片烧开，放入豆腐块、煎好的鱼块、香菇，炖煮至熟，撒上葱花，加盐调味即可。

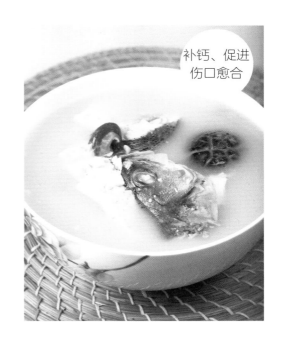

补钙、促进
伤口愈合

红枣党参牛肉汤

材料 红枣4枚，党参15克，牛肉250克。

调料 盐3克，姜片10克，香油少许，牛骨高汤适量。

做法

❶ 红枣洗干净，去核；党参洗净；牛肉洗净，切块。

❷ 将红枣、党参、牛肉片放入锅中，放牛骨高汤，加姜片，大火烧沸，然后改用中火煲1小时，加盐调味，滴上香油即可。

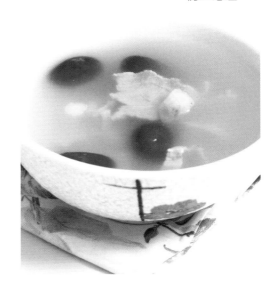

加速
伤口愈合

宝宝：
及时更换睡姿，正确判断发热

经常给宝宝变换睡姿，避免睡偏头

新生儿睡姿有仰卧、侧卧和俯卧几种姿势，没有固定模式，只要宝宝睡得舒服就可以了。睡觉时最好是多种睡姿交替，左侧卧、右侧卧、仰卧、俯卧轮流进行，经常给宝宝变换睡姿，可以避免宝宝睡偏头。需要注意的是，俯卧时一定保证宝宝口、鼻的呼吸顺畅，防止被子、衣物堵住口鼻。

宝宝睡觉时，家人不需要蹑手蹑脚

当宝宝睡觉时，有些新妈妈会要求家人走路放轻，不能发出任何声响，怕打扰宝宝睡觉。实际上，宝宝睡觉时只要适当放小音量就行，可以保持一定的生活声音。如果宝宝养成必须在安静的环境下才能睡觉的习惯，反而会让其睡不踏实，有点轻微响动就会惊醒，不利于提高宝宝的睡眠质量。

睡梦中不要一哭就抱

有些宝宝会在睡梦中突然哭起来，这时不要立马抱起他，父母可以慢半拍，让宝宝自己去适应，或是采取以下方法让宝宝安然入睡：

用手轻轻抚摸宝宝的头部，一边抚摸一边发出单调、低弱的"哦哦"声。

将宝宝的手臂放在胸前，保持在子宫内的姿势，这样能让宝宝产生安全感，很快再入睡。

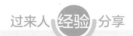

过来人 经验 分享

适当引导大宝为小宝创造合适的睡觉环境

当小宝要睡觉时，新妈妈要适当引导大宝保持安静的环境，虽然不需要静音，但也不要大声说话、嬉笑，把电视音量开得过大等，还可以顺便激发大宝对小宝的照顾之心。

穿连体衣，先穿袖子还是先穿裤腿

应该先穿裤腿再穿袖子。正确穿连体衣的方法如下：

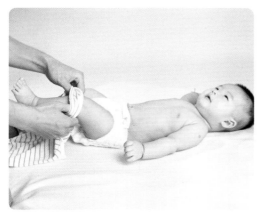

1　穿连体衣要从脚下穿起。父母可以将一条裤腿卷起来，套入宝宝的一只脚上，然后展开裤腿，另一只裤腿同样操作。

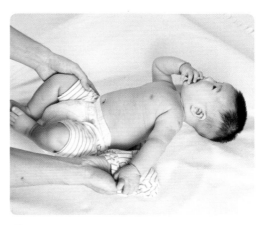

2　然后一手握住宝宝的脚踝，轻轻抬起宝宝的双腿，就可以把连体衣套过宝宝的屁股了。

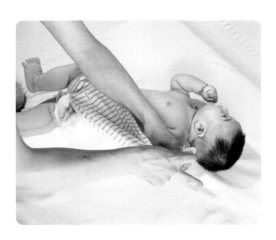

3　接着将袖管卷起来，套入一只胳膊，然后展开袖子，另一只胳膊也这样穿。

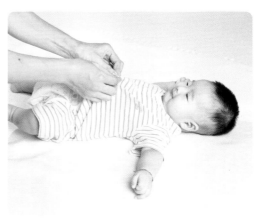

4　最后系扣子。

如何判断宝宝发热

判断宝宝是否发热主要有 3 种方法：

 宝宝腋下的正常温度为 36 ~ 37℃，有时会稍微超过 37℃，但是如果超过 37.4℃就可以算是发热了。体温在 37.5 ~ 38.4℃，是低热；如果超过 38.5℃，就是高热了。

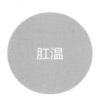 宝宝的正常肛温在36.9~37.5℃，比基础体温高1℃，就可以算作是发热。当肛温在38℃上下时，是低热；若大于39℃，就是高热了。假如宝宝出现发热不断，且持续2周，则属于长期发热。

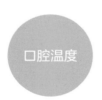 宝宝正常口腔温度在36.4~37.2℃，超出此温度区间就可视为发热。

这 3 种测量方式，腋下温度是最不稳定的，可能因外界因素而变动。肛温最不容易受到干扰，所以在测婴儿体温的时候，优先选择测量肛温。

发热未必是坏事儿，家长不要太慌张

发热不完全是个坏事，在高温下细菌或病毒不能继续生长，这其实是身体的一种自我保护应激反应。因此，不要急于退热，多让宝宝休息，密切注意病情变化即可。如果发热时间过长或发热温度过高，则需要在医生指导下使用退热药物进行治疗。

发热低于 38.5℃不要急于使用退热药

宝宝发热如低于 38.5℃，而且精神状态良好，那么家长不必过于担心，可以使用物理降温法进行降温处理，同时注意观察宝宝的状态。如果超过 38.5℃，则需要在医生指导下适当服用退热药。

如果宝宝持续高温不退，或者反复发热，就要及时就医，寻找宝宝发热的原因，进行相应治疗。

宝宝发热，正确选用物理降温法

经测量，腋下体温在 37.5~38.4℃，为低热，如果孩子的精神状态不错，可以在家中观察，在给孩子勤喂奶，同时采用物理方式退热，如解开衣物、降低周围环境的湿度等。

宝宝发热的日常护理

多睡觉。睡眠时消耗的热量比在活跃状态时要低，能够帮助宝宝保存体力。在宝宝休息期间，应将室温维持在 22℃上下；室内空气要保持流通；环境安静，不要打扰宝宝休息。

保持清洁。宝宝发热时，身体排汗会增多，所以要帮宝宝及时换内衣，避免汗湿的衣服让宝宝受凉不舒服。此外，可以用淡盐水帮宝宝清洁口腔。

宝宝高热会烧坏脑子

发烧本身并不会对大脑造成多大的伤害。普通感冒发烧极少引起大脑的损伤，除非体温升至41℃以上，或者持续维持高热状态。真正造成脑损伤的原因是感染并发了脑炎或脑膜炎，而这种情况本身就是比较少见的。而化脓性脑膜炎之类本身就会坏脑子的病，常常伴有发烧，才会让人误以为是发烧烧坏了脑。

产后第5天

顺产和剖宫产妈妈都要注意的事情

宝宝不要总放在新妈妈身边

新妈妈看到自己可爱的宝宝，总是爱不释手，想抱着他，睡觉也将他放在自己身边。实际上这是不科学的，必须引起新妈妈和家人的注意，因为这会导致下面两种后果：

1 影响妈妈休息

在新妈妈翻身时，总会担心不小心压着宝宝或者吵醒宝宝，导致新妈妈睡觉时总是采取一种睡姿，甚至不能进入深睡眠，不利于新妈妈身体的恢复。

2 不利于宝宝的健康

当新妈妈在睡梦中不自觉翻身时，可能出现将宝宝压伤的意外情况。所以，不要让宝宝和新妈妈睡得太近，可以将他放在婴儿床上，这样新妈妈自己也能睡得更好。

不要一次性大量喝水

传统观念认为坐月子时不可喝水。老一辈的人常常会告诫媳妇或女儿说："喝水会变大肚婆！千万不可以喝水！"这不完全对的，只是产后1周之内不能一次性大量喝水。因为产后全身细胞呈水肿状态，若猛然喝下过多水，容易加重水肿，影响营养物质的摄入。这时可以小口多次地喝，新妈妈产后哺乳，若每天摄取的水分不足，可能造成乳汁分泌减少。为了增加乳汁，建议新妈妈多喝鸡汤、鱼汤或牛奶。

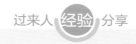

过来人 经验 分享

少盐以利排水

一般产后会有一段利尿期，身体会通过流汗及多尿来排掉身体里多余的水分，所以坐月子期间饮食要以清淡为主，少加盐，因为摄入过多盐会使水分滞留在身体里。

子宫正在慢慢缩小

此时的子宫正在慢慢缩小，但是还没有恢复到正常大小，新妈妈的肚子看上去并没有小太多，肚皮有不同程度的松弛，腹部的那条黑色中线还是很明显的。

 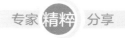
可以做做子宫按摩，加速收缩

为了促进子宫恢复，顺产妈妈可借助子宫按摩（把手放在肚脐周围，做顺时针环形按摩），以加速子宫收缩。子宫收缩的同时，恶露也会随之排出体外。另外，哺乳也有助于子宫恢复。

奶水开始增多，注意进行乳房保养

随着宝宝的吸吮能力不断增强，奶水的分泌也开始增多。新妈妈可以每天进行乳房保养。

❶
喂乳前柔和地按摩乳房，有利于刺激泌乳反射。

❷
注意乳房卫生。经常用温水擦洗，不要用肥皂、酒精等擦拭，以免引起局部皮肤皲裂。

❸
用正确的姿势喂奶。让宝宝含着乳头和大部分乳晕。每次哺乳，最好两侧乳房交替进行。

❹
喂乳结束后不要强行从宝宝嘴里拉出乳头，以免引起乳头损伤。可按压宝宝下颌，待宝宝嘴巴松开后再取出乳头。

❺
学会正确的挤奶方法，避免乳房疼痛和损伤。

❻
哺乳期要戴合适的哺乳胸罩，以改善乳房的血液循环。

多吃些助眠的食物

到了今天，新妈妈的诸多不适都有所缓解，开始有精力照顾宝宝了。很多新妈妈对宝宝的事情都想亲力亲为，结果神经紧张，夜里睡觉还想着及时给宝宝喂奶，容易失眠。这时家人可以给新妈妈准备一些能够调节神经功能、改善睡眠的食物。

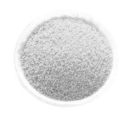

小米

有健胃、和脾、安眠的功效。其色氨酸含量在所有谷物中独占鳌头，色氨酸能促进大脑神经细胞分泌出五羟色胺，使大脑的思维活动受到暂时抑制，让人产生困倦感。小米熬成粥，临睡前食用，可使新妈妈安然入睡。

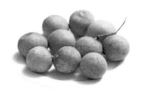

桂圆

有补心益脑、养血安神的作用。睡前饮用桂圆茶或用桂圆肉煎汤饮服，对改善睡眠有益。

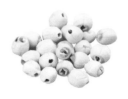

莲子

含有的莲心碱、芦丁等成分，能使人快速入睡，有养心安神的作用。睡前可将莲子煮熟加白糖食用。

牛奶搭配点谷物，助眠效果佳

睡前喝杯温牛奶可改善睡眠，这是因为奶制品中含有色氨酸——一种有助于睡眠的物质。其实，牛奶宜搭配富含碳水化合物的食物（如燕麦、荞麦、大米、小麦、玉米和高粱等）一起吃，可以增加血液中色氨酸的浓度，能让牛奶的助眠效果加倍。

开始吃蔬果，但不要凉着吃

传统观念认为，在月子期间蔬果要少吃甚至不吃。其实，新鲜的蔬果富含维生素、膳食纤维和矿物质，可以补充肉类、蛋类的不足，能开胃、增食欲、润泽肌肤，还能帮助消化及排便，防止产后便秘的发生。因此，新妈妈除了在产后三四天尽量少吃水果外，之后可以适当吃些水果和蔬菜了，只是切记不要吃凉的。

水果最好在温水里泡一泡再吃，或者改喝温热的鲜榨果汁，不仅可以补充营养，还能保护牙齿。产后1周内食用蔬菜一定要煮得软烂，不能吃过多寒性和凉性的蔬菜，月子期间也不宜过食凉拌菜。

协助新妈妈下奶

扫一扫 听音频

新妈妈要及时关注乳汁分泌情况。如果此时新妈妈还没有分泌乳汁，爸爸可以充当催乳师的角色，通过按摩的方法帮助新妈妈催乳。给新妈妈做按摩催乳前，爸爸可以用温毛巾热敷新妈妈乳房几分钟，如果有硬块，可多敷一会儿，然后再开始按摩。

如果还没有奶水，该怎么办

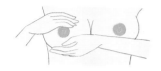

环形按摩
双手分别放在乳房的上方和下方，环形按摩整个乳房。

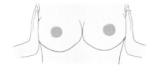

指压式按摩
双手张开放在乳房两侧，由乳房向乳头慢慢挤压。

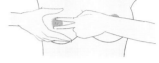

螺旋形按摩
一只手托住乳房，另一只手食指和中指以螺旋形向乳头方向按摩。

当爸爸给新妈妈按摩催奶结束后，可以对乳房再次进行热敷，能增强按摩效果。用热毛巾将乳房包裹起来，由于乳头比较娇嫩，热敷时要避开乳头，避免乳头皲裂。热敷时可以轻拍乳房，持续 3 ~ 5 分钟。热敷结束后喝一杯温热的白开水，也有增强按摩效果的作用。

如果按摩后乳房出现疼痛，教你一个小方法：葱白切段，水烧开后放入葱白段，煮几分钟后关火，凉至40℃左右时倒入盆里，然后把乳房浸入水中，轻轻摇晃乳房，借由重力促使乳汁流出来。

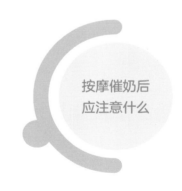

按摩催奶后应注意什么

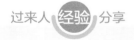

过来人 经验 分享

按摩催奶的注意事项

①爸爸要保持卫生。因为新妈妈和宝宝的抵抗力较弱，按摩时如果不讲卫生，很容易感染病菌。所以，爸爸按摩前要洗净双手，修剪指甲，不佩戴戒指等饰物，以免划伤新妈妈的乳房。②按摩催奶要注意新妈妈的身体状况和情绪。让新妈妈保持好心情。爸爸不要讲泄气的话，以免新妈妈产生负面情绪，影响乳汁的分泌。③按摩时爸爸要采取让新妈妈感觉舒服的姿势，且按摩的力度要根据新妈妈的反馈及时调整。

顺产妈妈：可以洗头了

大多数新妈妈能洗头了，但要避免着凉

产后新妈妈新陈代谢旺盛，汗液分泌多，容易导致头皮和头发变脏，所以应及时洗头，保持个人卫生。洗头可以促进头皮的血液循环，增加头发生长所需的营养，避免脱发、发丝分叉等。洗头的方法还是很重要的，需要注意以下事项：

1 水温最好控制在37℃左右。

2 产后头发油腻，还容易脱发，所以洗发用品最好选择温和的，不要太刺激。

3 洗头时要注意清洗头皮，可以用指腹按摩头皮，有利于促进头皮的血液循环。

4 洗后要及时把头发擦干、吹干，可用干毛巾包一会儿，避免着凉。

侧切妈妈一般不需要拆线

侧切缝合会阴伤口的线有可吸收和不可吸收两种。一般侧切缝都采用可吸收线，2周左右就能自己吸收，所以现在会阴侧切的新妈妈一般不需要拆线，只要注意会阴护理即可。

忌吃辛辣刺激性食物

产后妈妈大量失血、出汗，所以机体很容易阴津不足，而辛辣的食物伤津耗液，容易让新妈妈上火、口舌生疮、大便干结等，还会通过乳汁增加宝宝的内火，引起宝宝口腔炎、流口水等毛病。所以月子里忌过食辣椒、胡椒、韭菜、蒜薹、茴香等食物。

顺产妈妈一日食谱推荐

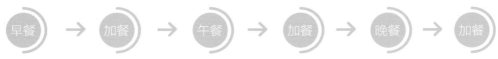

早餐	加餐	午餐	加餐	晚餐	加餐
田园蔬菜粥 小米发糕 肉末茄子 鸡蛋羹	胡萝卜玉米羹	牛奶馒头 松仁玉米 鲫鱼豆腐汤 木须肉	苹果汁 开心果	小米山药粥 醋溜白菜 猪肉馅包子 水晶虾	藕粉

田园蔬菜粥

材料 大米100克，西蓝花、胡萝卜各40克。

调料 香菜末3克，盐1克。

做法

❶ 西蓝花洗净，掰成小朵；胡萝卜洗净，去皮，切丁；大米洗净。

❷ 锅置火上，倒入适量清水大火烧开，加大米煮沸，转小火煮20分钟，下入胡萝卜丁煮至熟烂，倒入西蓝花煮3分钟，再加入盐、香菜末拌匀即可。

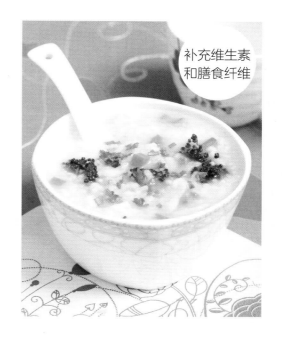

补充维生素和膳食纤维

鲫鱼豆腐汤

材料 鲫鱼1条，豆腐100克。

调料 盐2克，姜片、葱段、蒜片各5克，料酒10克。

做法

❶ 鲫鱼处理干净，洗净，在鱼身两边各划花刀，用5克料酒、1克盐涂抹均匀；豆腐洗净，切小块。

❷ 锅内倒油烧热，放入鲫鱼，小火慢煎至两面金黄，倒入适量水、剩余料酒，放入葱段、姜片、蒜片。

❸ 转大火烧开，待汤汁变白时加入豆腐块，小火慢炖至汤汁浓稠，加剩余盐，再炖3分钟即可。

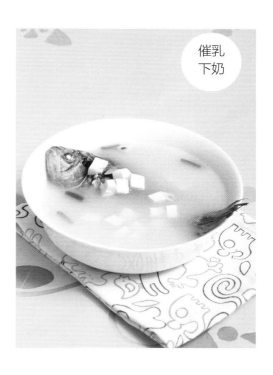

催乳下奶

剖宫产妈妈：多下床走走

多下床走动走动，有利于身体恢复

剖宫产妈妈的伤口虽没有完全愈合，但也不必每天躺在床上，可以在身体条件允许的情况，多下床走动走动，这样有利于身体恢复。

每天早上喝一杯温水，预防便秘

每天起床后空腹喝杯温水能及时补充夜里流失的水分，还能促进胃肠蠕动，防止发生产后便秘，对促进乳汁分泌也很有好处。另外，哺乳妈妈最好在每次哺乳前先喝点温水，能够促进血液循环，促进乳汁分泌。

剖宫产妈妈一日食谱推荐

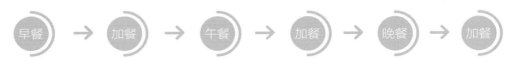

| 早餐 | → | 加餐 | → | 午餐 | → | 加餐 | → | 晚餐 | → | 加餐 |

绿豆薏米粥
醋溜白菜
灌汤包

什果燕麦沙拉

鸡蛋面线
益母鱼腥草排骨汤
香菇油菜
胡萝卜炒猪肝

核桃杏仁露

牛奶小米粥
花卷
肉末茄子
清炖羊肉

鸡蛋饼
木瓜香蕉汁

过来人 经验 分享

产后最好不要喝茶和咖啡

有的新妈妈平时喜欢喝茶，但产后尽量不要喝了，因为茶叶中含有鞣酸，它与食物中的铁相结合会影响肠道对铁的吸收，从而引起新妈妈贫血、乳汁分泌不足，所以建议新妈妈在哺乳期最好不要喝茶。哺乳期新妈妈常喝咖啡会导致咖啡因通过乳汁进入宝宝体内，对宝宝的成长不利。

开洋白菜

材料 白菜200克，水发香菇、海米（开洋）、胡萝卜各30克。

调料 盐2克，高汤50克，水淀粉10克。

做法

❶ 白菜洗净，片成片；海米洗净，泡发；香菇洗净，去蒂，切块；胡萝卜洗净，去皮，切片。

❷ 锅内倒油烧热，炒香海米和香菇块，放入白菜片和胡萝卜片，倒高汤炒熟，加盐，用水淀粉勾芡即可。

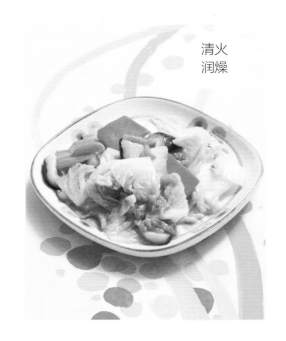

清火
润燥

麻油猪腰

材料 猪腰200克。

调料 胡麻油10克，葱花、姜末、蒜末、水淀粉各5克，盐2克，酱油1克，料酒6克。

做法

❶ 猪腰洗净，除净腰臊，划出深而不透的花刀，再切成长条；酱油、盐、水淀粉和适量清水调成味汁。

❷ 锅中加水烧沸，放入切好的猪腰，待腰子打卷成花状，迅速捞出沥干。

❸ 锅置火上，放胡麻油烧热，爆香葱花、姜末、蒜末，再放入腰花，加入料酒翻炒，随后倒入味汁翻炒均匀即可。

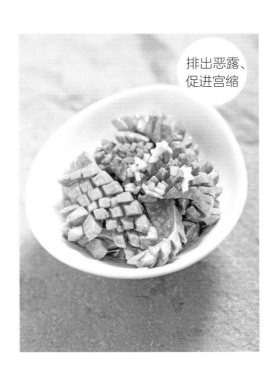

排出恶露、促进宫缩

宝宝：做好眼部护理

宝宝"惊跳"是神经不成熟的表现

宝宝常会在睡着之后出现局部肌肉抽动现象，尤其当受到外界刺激时（如声音或强光等），会出现双手向上张开，又迅速收回，有时还伴有啼哭的"惊跳"反应，这些都是宝宝神经系统不成熟导致的。不用过于担心，只要用手按一下宝宝的身体，就可以使他安静下来。

宝宝眼部护理不容忽视

新生儿的眼睛十分脆弱，对眼部护理时要使用棉棒、生理盐水或温水。把棉棒蘸湿，从内眼角向外眼角轻轻擦拭。如果新生儿一直流泪，或出现较多的黄色黏液使眼皮粘连，应请医生诊治。

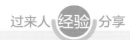

洗澡时浴霸用乌光最安全

给新生儿洗澡时，浴霸选用乌光的最安全。因为洗澡的时候宝宝面部向上，眼睛看到的是浴霸的强光，因此必须使用乌光浴霸，或者把浴霸用纸张遮蔽，可避免损伤新生儿的眼睛。

避免异物进入宝宝的眼睛

瞬目反射是眼睛一种保护性反射，可以使角膜保持湿润，防止异物进入眼睛，但宝宝的瞬目反射尚不健全，不能自动阻止异物进入眼内。所以，日常生活中要注意以下细节，避免异物进入宝宝的眼睛。

1 保持宝宝周围环境清洁、湿润；宝宝躺在床上时不要清理床铺，避免灰尘进入宝宝眼内；打扫室内卫生时要把宝宝抱走。

2 给宝宝洗澡时要避免洗发露、沐浴液等进入宝宝的眼睛。一旦有异物进入眼睛，不要用手揉擦，可用干净的棉签蘸生理盐水或温水轻拭眼睛。

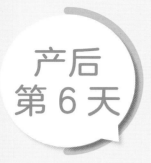

顺产和剖宫产妈妈
都要注意的事情

宝宝便便出现哪些情况需要及时就医

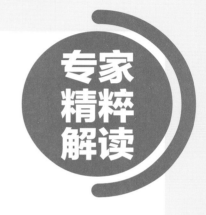

专家
精粹
解读

宝宝大便的次数和质地常常反映其消化功能的情况。母乳喂养的宝宝大便呈金黄色，有酸味；人工喂养的宝宝大便呈淡黄色，较臭；混合喂养的宝宝大便与人工喂养的相似，但更黄、软。一旦宝宝大便的质地、颜色和次数与平时有所不同，新妈妈们就要提高警惕了。

当宝宝的大便出现以下状况时，就是肠道在报警了，快带宝宝去医院吧。

蛋花样大便	如果宝宝的大便像蛋花汤就麻烦了，病毒性肠炎（轮状病毒感染多见）和致病性大肠杆菌性肠炎的宝宝常常出现蛋花样大便。

豆腐渣样大便	小心，这可能是真菌引起的肠炎。

水样大便	一旦宝宝的大便不是拉出来的而是喷出来的，毫无疑问，这肯定是腹泻了。水样大便多见于食物中毒和急性肠炎。

鲜红色大便	血便说明消化道有损伤，也说明宝宝的肠胃疾病比较严重，需要去医院。血便也分为多种情况：如果大便像黏液一样浓稠，且含有鲜血，宝宝可能是得了细菌性痢疾、空肠弯曲菌肠炎；如果大便像洗肉水那样，并有特殊的腥臭味，很可能是急性出血性坏死性肠炎；如果血色鲜红，不与粪便混合，仅黏附于粪便表面或于排便后有鲜血滴出，多提示肛门或肛管疾病，如痔疮、肛裂、肠息肉和直肠肿瘤等引起的出血。

大便后应加洗一次会阴

　　无论是顺产妈妈还是剖宫产妈妈，这时身体都有所恢复，但还需要注意每次大便后要用温水冲洗会阴，这样有利于保持会阴的清洁，避免细菌感染。

牛奶是钙质的最佳来源

　　牛奶中的钙含量高，是优质钙质来源，且牛奶中钙和磷的比例适宜，利于钙的吸收。新妈妈每天喝 250~500 毫升牛奶，可以预防缺钙，还能促进宝宝骨骼和牙齿的发育。

　　一般情况下，热牛奶的温度应该控制在 60℃左右，温度过高会破坏牛奶中的营养。

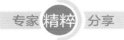

专家 精粹 分享

牛奶的饮食禁忌

1.牛奶忌与含植酸的食物（如菠菜）同食，以免影响人体对钙质的吸收。

2.牛奶不宜煮沸饮用，加热到60℃即可。

3.不是所有人都适合饮用牛奶，有些人对乳糖不耐受，可以改喝酸奶或豆浆。

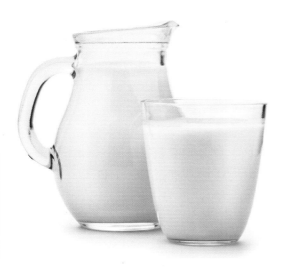

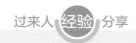

过来人 经验 分享

夜里及时给宝宝换尿布

　　宝宝常常半夜尿尿，尿湿了睡着不舒服就会哭闹，此外，尿布长时间不换，还会导致宝宝红屁股。此时新妈妈身体虚弱，加上白天给宝宝喂奶，比较疲惫，体贴的爸爸可以半夜里起床及时给宝宝更换尿布。

顺产妈妈：
增强食欲，促进身体恢复

避免直吹电风扇

月子里新妈妈可以吹电风扇，但不要直接对着自己和宝宝吸，应将电风扇固定在一个方向，可吹向墙壁或屋顶，利用返回来的风保持室内空气畅通，达到降温的目的。此外，夜间最好不要吹着电风扇睡觉，避免熟睡后着凉。

不要过多食用保健品

保健品一般滋补性较强，且含有多种添加剂，新妈妈身体虚弱，容易虚不受补，吃多了反而不利于身体恢复。所以，新妈妈月子里最好以天然食物为主，尽量少食用各种营养保健品。

多吃些促进食欲的食物

新妈妈产后可能会上火，进而影响食欲，产后应该多吃些促进食欲的食物，帮助身体尽快恢复。

玉米
增进食欲

小米
补益脾胃

番茄
开胃、促消化

山药
健脾益肺

苹果
促进食欲

顺产妈妈一日食谱推荐

 早餐 → 加餐 → 午餐 → 加餐 → 晚餐 → 加餐

滑蛋牛肉粥
玉米面发糕
素炒三丝

香蕉
混合坚果

什锦面
清蒸冬瓜排骨
番茄炒蛋
鲜虾丝瓜煲

桂圆莲子粥

南瓜米饭
蛋香萝卜丝
肉丝香芹
煨肘子

牛奶泡麦片

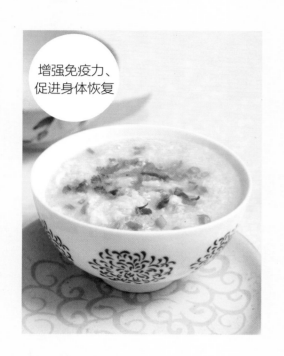

增强免疫力、
促进身体恢复

滑蛋牛肉粥

材料 牛里脊肉50克，大米100克，鸡蛋
1个。

调料 姜末、葱花、香菜末各5克，盐2克。

做法

❶ 牛里脊肉洗净，切片，加1克盐腌30分
钟；大米淘净。

❷ 锅置火上，加适量清水煮开，放入大米
煮至将熟，将肉片下锅中煮至变色，
将鸡蛋打入锅中搅散，粥熟后加剩余的
盐、葱花、姜末、香菜末即可。

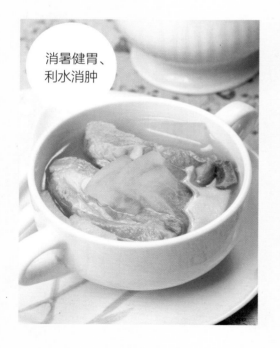

消暑健胃、
利水消肿

清蒸冬瓜排骨

材料 猪排骨500克，冬瓜300克。

调料 盐2克，姜丝、葱段各5克，料酒10
克，鲜汤适量。

做法

❶ 猪排骨洗净，剁成段，放入沸水中焯
透，用清水冲去血沫；冬瓜去皮除子，
洗净，切成0.5厘米厚的片。

❷ 锅内倒入鲜汤，加盐、料酒烧沸，撇去浮
沫，倒入装有猪排骨的碗中，放入葱段、
姜丝，放入蒸锅中蒸至猪排骨熟透。

❸ 将冬瓜放入蒸排骨的碗中，放入蒸锅续
蒸5分钟，撇去浮沫即可。

剖宫产妈妈：避免伤口撕裂

排便不要太用力，避免伤口撕裂

剖宫产妈妈很容易出现排便困难的情况，再加上上火，排便就更吃力了。这时千万不能太用力，否则会导致伤口撕裂。可以用些开塞露、香油等润滑肛门，促进粪便排出。

感冒了，吃药还是不吃药

如果新妈妈感冒不是很严重，可以多喝水，多休息，适当吃些维生素 C，先不吃药。

如果新妈妈感冒伴有高热，且不能很好进食，就要及时就医。医生会根据病情开具相应的药物。按照国际惯例，哺乳期药物的危险性等级分为 L1 ~ L5 等级。其中 L1 ~ L2 的药物相对安全，可以继续母乳喂养，而 L3 ~ L5 的药物就需要暂停母乳喂养了。

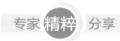

专家 精粹 分享

高热期间应暂停母乳喂养1~2天

新妈妈高热期间应暂停母乳，退热后再继续母乳喂养，但这时也要将乳汁挤出来，才不会导致回奶。

剖宫产妈妈一日食谱推荐

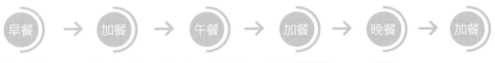

早餐	加餐	午餐	加餐	晚餐	加餐
甜糯米粥 牛奶馒头 煎火腿	蒸鸡蛋羹	海米豆皮黄瓜 猪肉水饺 红豆鲤鱼汤 腰果西芹	红枣银耳羹	馒头 家常烧黄鱼 番茄炒山药 油菜鸡蛋羹	肉菜混沌

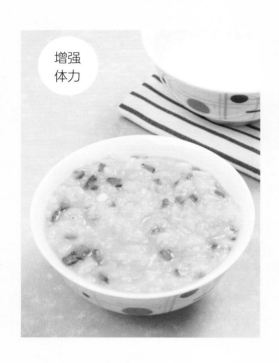

增强
体力

肝黄粥

材料 小米、大米各50克，猪肝50克，
鸡蛋1个。

调料 料酒5克，盐2克。

做法

❶ 小米、大米洗净；猪肝去筋，洗净，切
碎，放入碗内，加料酒、盐腌渍约10分
钟；鸡蛋煮熟，取蛋黄，碾成泥。

❷ 锅置火上，倒适量清水烧开，加小米、
大米煮沸，转小火煮至将熟，加猪肝
碎、蛋黄泥煮至粥熟烂。

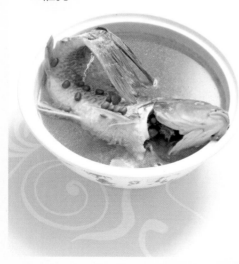

利水、
催乳

红豆鲤鱼汤

材料 鲤鱼1条，红豆50克。

调料 姜片5克，盐2克。

做法

❶ 将鲤鱼处理干净，在鱼身上打花刀；红
豆洗净，浸泡4~6小时。

❷ 将鲤鱼放入锅中，加入适量水，烧开后
加入泡好的红豆及姜片，继续熬煮至豆
熟时，加入盐调味即可。

原味蔬菜汤

材料 黄豆芽、紫甘蓝各100克，丝瓜、
西芹各50克。

做法

❶ 黄豆芽洗净，掐去根部；紫甘蓝洗净，
切丝；丝瓜洗净，去瓤，切小条；西芹
洗净，切段。

❷ 将黄豆芽、紫甘蓝丝、丝瓜条和西芹段
放入锅中，加入适量水煮至熟即可。

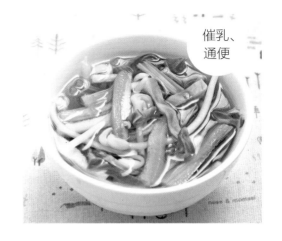

催乳、
通便

甜糯米粥

材料 糯米100克。

调料 白糖3克。

做法

❶ 糯米淘洗干净，用水浸泡4小时。

❷ 锅置火上，倒入适量清水烧开，放入糯
米大火煮沸，再转小火熬煮为稀粥，调
入白糖即可。

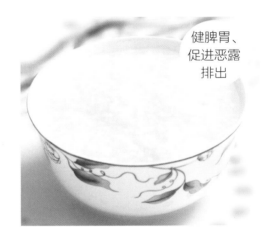

健脾胃、
促进恶露
排出

生滚鱼片粥

材料 黑鱼片50克，大米100克。

调料 葱花、姜末、料酒各5克，盐1克。

做法

❶ 大米洗净；黑鱼片洗净，加姜末、料酒
拌匀，腌渍15分钟。

❷ 锅内倒水烧沸，放大米煮成粥，倒入黑
鱼片煮3分钟，加葱花、盐调味即可。

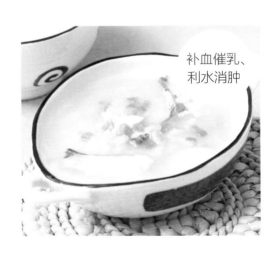

补血催乳、
利水消肿

宝宝：奶水不足，及时补充奶粉

如何选择配方奶

市场上配方奶种类很多，新妈妈在为宝宝购买配方奶时，应选择适合宝宝的奶粉，主要需要考虑以下方面：

关注奶粉配方中的营养素种类

目前配方奶粉大都接近于母乳成分，只是在个别成分和数量上有所不同。除了蛋白质、钙、铁、锌、维生素D_3外，还要选 α-乳清蛋白含量高的，它能提供最接近母乳的氨基酸组合，提高蛋白质的生物利用度；选含低聚寡糖的，能繁衍出大量的双歧杆菌，帮助消灭宝宝肠内的有害菌；选钙、磷含量的比例为2：1，促进宝宝吸收钙。

根据宝宝月龄选择

宝宝在生长发育的不同阶段需要的营养是不同的，例如，新生儿与7~8个月的宝宝所需要的营养就不一样。奶粉外包装上都有适合的月龄或年龄，可按需并根据宝宝的健康情况选择。有的宝宝对牛奶蛋白过敏，或对乳糖不耐受，或由于早产对营养有特殊需求，需要选择有治疗意义的配方奶。如早产儿可选早产儿奶粉，待体重发育至正常（大于2500克）后再更换成宝宝配方奶；患有慢性腹泻导致肠黏膜表层乳糖酶流失、有哮喘或皮肤疾病的宝宝可选择脱敏奶粉（黄豆配方奶粉）；缺铁的宝宝可补充强化铁奶粉。

选择有实力的著名厂家奶粉

选择知名度高、有信誉的厂家。由于配方奶是从牛奶中提取的，这时奶源的好坏就非常重要了。选择奶粉时，最好了解奶源的出处，天然牧场喂养的奶牛是最佳奶源。

观察产品包装

无论是罐装奶粉还是袋装奶粉，新妈妈在购买时都要记得观察产品包装，通过浏览包装上的配方、性能、适用对象、使用方法等文字说明，判断该产品是否符合自己的购买要求。此外，还要注意观察生产日期和保质期、有无漏气、有无结块等，判断所要购买的奶粉是不是合格产品，是否已经变质。

科学冲调配方奶

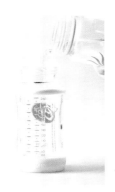 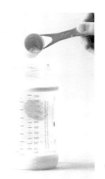 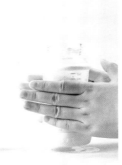 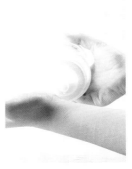

1 将烧开后冷却至50℃左右的水倒入消过毒的奶瓶。

2 使用奶粉桶里专用的小勺，根据标示的奶粉量舀出适量的奶粉。

3 将奶粉放入奶瓶，双手轻轻转动奶瓶，使奶粉充分溶解。

4 将冲好的奶粉滴几滴在手腕内侧或手背，测试奶温，温热即可。

奶粉冲太浓，真的解饿吗

有一些家长在给宝宝冲奶粉时总是有意无意地多加点奶粉，认为这样宝宝营养摄入得更多，顶饱，晚上会睡得更好。殊不知，奶粉冲太浓对宝宝的危害是非常大的。

影响消化　奶粉冲调的适宜浓度，取决于配方奶中各种营养成分的比例和宝宝生长阶段的消化能力，是有一定科学依据的。如果奶粉冲得太浓，会引起宝宝消化不良、排便困难，还会增加患消化道疾病的风险。

导致过度喂养　配方奶粉里含的钠很高，如果奶粉冲太浓，宝宝会口渴哭闹，大人以为宝宝又饿了，会再给他吃奶，于是造成过度喂养，营养过剩，导致儿童早期肥胖。

影响宝宝的肝肾功能　奶粉冲太浓，宝宝会摄入过量的蛋白质、脂肪和矿物质，这些过量的物质超过了宝宝的需要，不能留在体内，需要通过肝脏和肾脏代谢排出体外，势必会增加肝肾负担。如果超过了肝肾的代谢负荷，就会堆积在血液中，引起氮质血症、高钠血症等问题，严重影响宝宝的健康。

综上所述，冲调奶粉要严格按照包装上建议的冲调方法，不能随意增加或减少奶粉。冲调时先加温水，后加奶粉，摇匀后尽快喂食。

自来水冲调奶粉最好

不建议用矿泉水和纯净水来冲调奶粉，矿泉含有多种矿物盐，但不是此时宝宝发育所需的，过多摄入会造成宝宝体内矿物盐代谢紊乱。而纯净水（包括蒸馏水）属于无矿物质水，不能满足宝宝生长发育所需的矿物质。

冲调奶粉选用符合国家规定和食用标准的自来水最好。将自来水煮沸后，放至 40 ~ 60℃，再冲调奶粉。水温低于 37℃，宝宝的肠胃难以适应；而水温超过 60℃，会造成蛋白质凝固变性，破坏其营养成分。

奶瓶及时消毒，远离病菌

奶瓶是宝宝喝配方奶的主要工具，如果不注意卫生，很容易滋生细菌，导致宝宝生病，所以定期消毒奶瓶非常重要。下面我们介绍一下用蒸汽锅消毒奶瓶的方法。

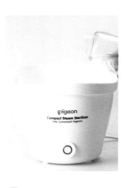 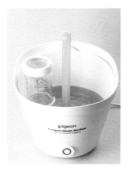 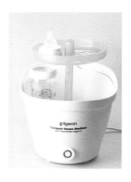 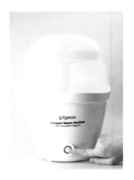

1 使用前拿掉盖子，取出配件筐、支架和奶瓶筐，然后取80毫升水倒入奶瓶筐中。

2 将去掉奶嘴的奶瓶倒置于奶瓶筐中，放入奶瓶间。

3 将奶嘴放到配件筐中。

4 盖好盖子，按下开关键，进行消毒，大约9分钟即可。

育婴课堂　　奶瓶、奶嘴的选择

一套合适的奶瓶、奶嘴对宝宝的健康成长非常重要。用合适的奶瓶、奶嘴，宝宝才能顺利地进食，否则容易发生呛奶、溢奶、胀气、消化不良等问题，从而影响宝宝的正常发育。

奶瓶的选择

奶瓶的材质

奶瓶的材质主要有玻璃和树脂两种。这两种奶瓶各有利弊。玻璃奶瓶除了易碎外，其他品质都优于树脂奶瓶，建议喂养新生儿尽量使用玻璃奶瓶。树脂奶瓶不容易摔坏，可以让宝宝自己拿着使用，也易于出门携带，在宝宝3个月以后可以用树脂奶瓶。

奶瓶的型号

奶瓶按口径类型分为标准口径和宽口径两种。宽口径奶瓶的瓶口比标准口径的大，倒奶粉不容易撒在外面，且更容易清洗。所以现在更多的家庭选择宽口径奶瓶。当然，新妈妈要根据自己宝宝的年龄和实际情况选择合适的奶瓶。

奶嘴的选择

奶嘴的形状

奶嘴按照孔径不同分为小圆孔（S号）、中圆孔（M号）、大圆孔（L号）、Y字孔和十字孔五种，不同型号的奶嘴适用于不同年龄的宝宝。小圆孔（S号）适合不能控制奶量的新生儿使用；中圆孔（M号）适合2~3个月，或用S号吸奶用时过长的宝宝；大圆孔（L号）适用于以上2种奶嘴喂奶时间过长，但奶量不足、体重较轻的宝宝；Y字孔适合能自我控制吸奶量，喜欢边喝边玩的宝宝使用。十字孔适合吸饮果汁、米粉或其他粗颗粒饮品。

奶嘴的材质

奶嘴一般有乳胶和硅胶两种材质。乳胶奶嘴有弹性、柔软，颇似新妈妈的乳头，但是稍微有一点异味，容易变形，不宜长时间高温消毒。硅胶奶嘴没有异味，不易老化，但其质感不如乳胶奶嘴柔软，宝宝可能不愿意接受。

顺产和剖宫产妈妈
都要注意的事情

专家精粹解读

注意保暖，控制体重，缓解腰椎负担

经过几天的恢复，新妈妈身体有所好转，但还是很虚弱，容易受凉，加上孕期腰部受力较重，所以，月子期间要注意腰部保暖。此外，新妈妈还要注意均衡饮食，避免暴饮暴食，控制产后体重，缓解腰椎负担。

鼓励夜间喂奶，有利于产奶

夜间给宝宝喂奶，可以保证宝宝获取足够的营养。此外，夜间新妈妈的身体处于休息状态，泌乳素分泌旺盛，经常喂夜奶可以刺激母乳的分泌，有效预防乳腺炎的发生。

夜间喂奶不要挡住宝宝的鼻孔

宝宝刚出生可能含不住乳头，这时新妈妈可以将宝宝的头部尽量往乳房上方靠一靠，让宝宝的鼻子和乳房有一定的距离，这样可以避免压到鼻子而影响宝宝呼吸。此外，新妈妈躺着喂奶时也容易挡住宝宝的鼻孔，所以最好坐姿抱起宝宝喂奶，让宝宝仰着头，下颌紧贴乳房，前额和鼻子离乳房远一些。

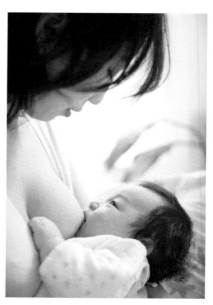

新妈妈夜间喂奶最好采取坐位姿势，能避免挡住宝宝的鼻孔，造成意外的发生

一定要按时吃早餐

月子里新妈妈按时吃早餐是非常重要的。因为经过一夜的睡眠，体内的营养已经消有所消耗，血糖浓度偏低，如果不能及时补充能量，就会出现头昏心慌、四肢无力、精神不振等症状。且哺乳妈妈需要更多的热量来哺喂宝宝，所以，这时的早餐应该比平时更丰富。

夜间喂奶谨防感冒

很多新妈妈和宝宝因为夜间哺乳而感冒，其实只要多留心，是可以避免的。新妈妈在较冷的天气喂奶时，披上外套，让爸爸关好窗户，准备一条较厚的毛毯。喂奶时，新妈妈用毛毯裹好宝宝，不要让宝宝的手脚伸出；喂奶后，不要过早将宝宝放入被窝，避免骤冷骤热增加感冒的概率。

给宝宝选择一个舒服的睡袋

新生宝宝夜间睡觉可能会踢被子，但他代谢旺盛，出汗多，又不适合穿太厚的衣服，这时可以给他准备一个材质舒适、尺寸合适（下摆轻松）的睡袋。购买睡袋时可选择带袖子的，这样孩子没有束缚感，更愿意使用。此外，无论选择什么款式的睡袋，第一原则都是要保证宝宝的安全，尽量不要有装饰物等小物件，比如睡袋上的系绳、拉链、纽扣等，以免宝宝误吞。

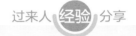

过来人 **经验** 分享

宝宝的衣服要与大人分开清洗

为了避免交叉感染，清洗宝宝衣物时需要注意以下几点：

1. 用专门的盆单独手洗。

2. 用婴儿皂清洗宝宝的贴身内衣。

3. 漂洗时，要用清水反复洗2～3次，直到水清为止。

4. 最好在太阳下曝晒消毒，如遇到阴天，可以用熨斗熨一下，这样也可以达到消毒和杀菌的目的。

多吃些含钙的食物，促进身体恢复

产后新妈妈总感觉浑身没劲，四肢乏力，懒洋洋地提不起精神，这就需要多摄入一些含钙的食物，如牛奶、豆制品、海米、芝麻或芝麻酱、西蓝花、紫甘蓝等。

顺产妈妈：
侧切妈妈会阴缝合部位愈合

侧切妈妈会阴缝合部位愈合

此时，侧切妈妈的会阴缝合部位基本愈合，子宫缩小到拳头大小，大概 2 周就能完全恢复，愈合慢的，需要 1 个月左右才能完全恢复。愈合前切忌用力，尽量避免如提重物、下蹲等动作，也应避免性生活。

有些恢复状况比较好的新妈妈，伤口已经没什么疼痛感了，只是稍微有些胀。不过大部分新妈妈这时还是会疼，这和个人体质有关，不必担心。

可以做冲奶等事情

顺产妈妈此时身体已经有所恢复，能简单照顾宝宝了。如果选择人工喂养，妈妈可以亲自给宝宝冲冲奶粉等，但注意不要着凉、不要累着，否则会落下月子病。

饮食均衡胜过大补

很多新妈妈这时食欲有所增加，就大肆地吃喝，只要自己喜欢就疯狂地吃，认为会给宝宝补营养。殊不知，不挑食、不偏食比大补更重要。因为产后新妈妈和宝宝均需要均衡的饮食，讲究粗细搭配、荤素搭配，这样既可以保证各种营养的摄取，还能提高食物的营养价值，有利于新妈妈身体的恢复。

顺产妈妈一日食谱推荐

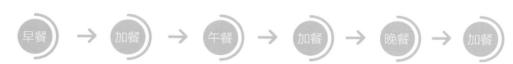

早餐	加餐	午餐	加餐	晚餐	加餐
鸡肉虾仁馄饨 上汤娃娃菜 蒸南瓜	萝卜面条	葱油饼 清炖羊肉汤 三丁豆腐羹 炒空心菜	考伯沙拉	青菜粥 牛奶馒头 红烧鳕鱼 木须肉	香甜糯米粥

三丁豆腐羹

材料 豆腐200克，鸡胸肉、番茄、鲜豌豆各50克。

调料 盐2克，香油1克。

做法

❶ 豆腐洗净，切成丁，在沸水中煮1分钟；鸡胸肉洗净，切丁；番茄洗净，去皮，切丁；鲜豌豆洗净。

❷ 将豆腐丁、鸡肉丁、番茄丁、豌豆放入锅中，大火煮沸后转小火煮10分钟，加盐调味，淋上香油即可。

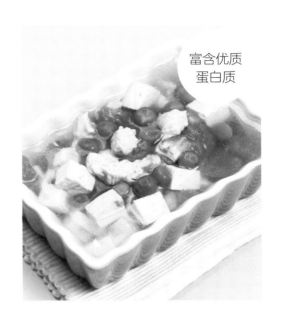

富含优质
蛋白质

鸡肉虾仁馄饨

材料 馄饨皮200克，鸡胸肉150克，虾仁50克。

调料 香菜末、葱末、姜末、白糖各5克，盐2克，香油、生抽各1克。

做法

❶ 虾仁洗净，切丁；鸡胸肉洗净，切末，加入虾仁丁、白糖、一半的盐搅拌均匀，加葱末、姜末、生抽调匀，制成馅料。

❷ 取馄饨皮，包入馅料，制成鸡肉虾仁馄饨生坯，煮熟。

❸ 锅中加水烧开，加香菜末、剩余的盐调味，放入煮熟的馄饨，盛入碗中即可。

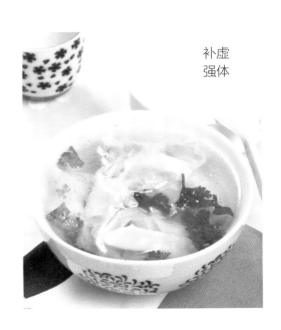

补虚
强体

剖宫产妈妈：可以出院了

剖宫产妈妈可以出院了

正常情况下，今天剖宫产妈妈就可以出院了。为了避免出院时手忙脚乱，家人应该一早起来就检查好接母婴出院的物品，这些物品多是分娩住院前就准备好了。为了避免遗漏，最好列一张清单，更为保险。

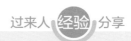

出院时间根据医院和自身情况决定

在医院住多少天要根据医院和新妈妈的具体情况而定，一般情况是5~7天，也有些剖宫产妈妈只住4天就出院的，不过出院准备的东西都差不多。若新妈妈有特殊情况，如产后大出血等，则要在医院多观察一段时间。

剖宫产妈妈无须担心拆线问题

现在剖宫产缝合多是选择可吸收的线缝合，所以是不需要拆线的。但伤口愈合产生新的结缔组织，会出现伤口瘙痒的情况，这时千万不要搔抓、用衣服摩擦或用热水烫洗伤口，以免加重瘙痒感或导致伤口感染，以致延缓伤口愈合。新妈妈可以用看书、听音乐等方式转移自己的注意力，来缓解伤口的瘙痒感。

保持伤口清洁

剖宫产妈妈在术后1周内要避免弄湿腹部的伤口，所以这个时候不宜进行淋浴或盆浴，可以采用擦浴。剖宫产1周后就可以淋浴了，不过在恶露没有排净之前一定要禁止盆浴。

剖宫产妈妈一日食谱推荐

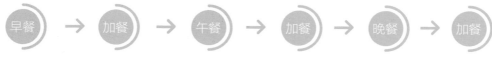

早餐	加餐	午餐	加餐	晚餐	加餐
鸡汤面 肉末茄子 油菜炒豆腐	红枣蒸南瓜	米饭 素炒土豆丝 莲子炖猪肚 奶香玉米粒	鲫鱼豆腐汤	花卷 番茄炒鸡蛋 黄豆猪蹄汤 芋头烧鸭	肉末粥

红枣蒸南瓜

材料　南瓜200克，红枣5枚。

调料　白糖5克。

做法

➊ 南瓜去皮、去瓤，切成薄厚均匀的片；红枣泡发洗净。

➋ 南瓜片装入盘中，加入白糖拌均匀，摆上红枣。

➌ 蒸锅放火上，放入南瓜片和红枣，蒸约30分钟，至南瓜熟烂即可。

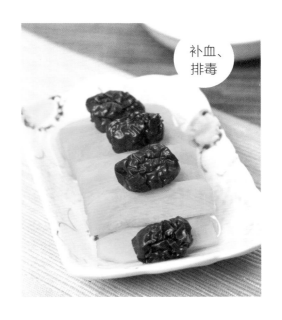

补血、排毒

莲子炖猪肚

材料　猪肚1个，水发莲子（去心）15克，面粉适量。

调料　盐4克，姜丝5克。

做法

➊ 猪肚用面粉、盐分别揉搓，反复清洗干净。

➋ 将水发莲子放入洗好的猪肚内，用线缝合，放入炖盅，隔水炖至猪肚熟，取出凉凉后切块。

➌ 锅内倒油烧热，爆香姜丝，放入猪肚块、莲子翻炒，再放适量水煮30分钟，用盐调味即可。

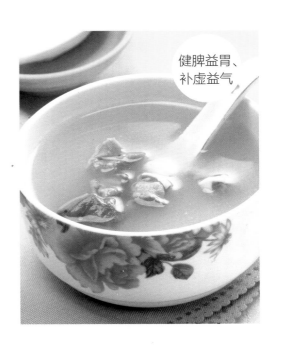

健脾益胃、补虚益气

宝宝：体重每天都在增长

体重每天长 30 克为宜

宝宝经过了体重的下降期，现在已经进入了正常的成长期。如果宝宝睡觉、吃奶正常，其体重会以每天 30 克的速度增长，这是正常的。但如果宝宝增长过慢或过快，就要检查宝宝的睡眠质量是否好、吃奶情况是否正常。如出现异常，应及时就医，否则会影响宝宝的正常发育。

宝宝的精神状态能反映宝宝的健康

宝宝天真无邪，什么都会写在脸上，一旦生病就会表现出与平时不同的精神状态。新妈妈只要在平日多留意观察，就能察觉到宝宝状况的改变，这样就能尽早地给宝宝治疗。

宝宝在生病早期精神状态变化的提示：

1
精神差，感觉总在迷迷糊糊地睡。

2
清醒时，没有了往日的神气劲儿。

3
醒着时，两眼无神，表情呆滞。

4
对外界的反应差而慢。

5
吃奶没劲，吃奶量比平时少。

6
比平时爱哭，难哄，显得烦躁不安。

7
不哭不闹，比平时安静得多。

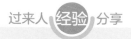
过来人 经验 分享

宝宝平时日常表现也很重要

即使新妈妈没有观察到描述的这些提示，只要感觉到宝宝与平时的表现不一样了，就要提高警惕，宝宝可能生病了。

宝宝嗓子呼噜呼噜的，是有痰吐不出来吗

不一定。如果经过医生确认不是有痰，就可能是先天性喉喘鸣，也称为先天性喉软骨发育不良，主要是宝宝喉软骨发育不完全导致的。这种情况不用太担心，只要不影响宝宝的呼吸和进食，是不需要特殊处理的。因为喉软骨会随着宝宝年龄的增长逐渐发育，一般6个月左右会有所好转，2岁左右呼噜声便会消失。但如果宝宝长期处于营养不良的状态，伴有喂养困难，或反复呼吸道感染，出现呼吸窘迫、气促、呛咳反流等情况，应及时到医院就诊。

卧室不要通宵开灯

一些父母为了方便夜间给宝宝喂奶、换尿布，会把卧室的灯通宵开着，但这对宝宝是不利的。因为通宵开灯会让宝宝不分昼夜，会影响宝宝的睡眠和喂养，不利于宝宝的身体健康。调查研究显示，夜间熄灯的宝宝睡眠时间较长，喂奶所需时间较短，体重增长较快，所以宝宝的卧室不宜通宵开灯。

抱着就睡，放下就醒怎么办

抱着宝宝睡觉时，父母只能是用两只手臂作为支撑点，是不利于宝宝骨骼的生长发育。如果宝宝放下就醒，经医生确认并不是因为缺钙导致的睡眠不安，那就可能是宝宝缺乏安全感导致的。爸妈平时要多安抚宝宝——尽量多陪伴、多抚摸、多和宝宝沟通交流，以便建立起亲密关系。让宝宝感受到关爱，"安全感指数"就会大大提高，睡起觉来才会更香、更安稳。

同时也要注意放下睡着宝宝的技巧，当父母抱着宝宝睡着后，放下他时可以让宝宝的屁股先挨床，再放宝宝头部，然后轻拍一会儿宝宝，等宝宝熟睡后再离开，这样可以让宝宝感受到父母的安慰，有利于安睡。

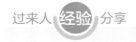

婴儿床放置地方也很重要

婴儿床可以紧挨着墙或放在离墙50厘米左右的地方，以防宝宝跌落后夹在墙壁和床之间而发生意外。

妈妈：保护乳房健康

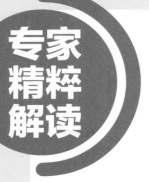

什么是奶阵

奶阵是指女性在哺乳期突然感到乳房有几根筋隐约膨胀且伴有轻微胀痛，随之奶呈喷射状或快速滴水状流出。当宝宝吸奶或妈妈挤奶时，乳房有轻微触电似的酥麻感，就说明奶阵来了，即使原本已经吸得差不多的奶汁也会变得突然多起来，且乳房摸起来会比之前硬。

怎样按摩才能刺激奶阵

刺激奶阵其实就是刺激乳头。一般来说，宝宝在吸吮时就已经在刺激乳头了，不需要额外特别刺激。但有些宝宝吸吮能力较弱，妈妈奶水较少，就需要人为地刺激奶阵。具体方法如下：

洗净双手，全身放松地坐下，深呼吸，慢慢吐气。

双手张开，拇指放在乳房上方，其余四指呈C状放在乳房下方，左右旋转乳头，不时以食指触碰乳头最前端敏感处，闭上眼睛，想象宝宝正在吸吮。

当你感觉乳房突然有轻微的酥麻感，就表示奶阵来了。

如果奶阵来了导致奶流过急，妈妈可用食指和中指一起夹住乳晕上下部位，以减缓流速，避免宝宝呛咳。

可以用清水清洗乳头和乳房吗

可以的。因为哺乳期间，使用洗护用品会导致乳头干燥，且此时妈妈的乳头会自然分泌一种能抑制细菌滋生的物质，所以用清水清洗乳头和乳房即可。

涨奶时，要把多余乳汁挤出来吗

要的，否则容易得乳腺炎。一方面，挤出来的奶水可以分袋放入冰箱冷藏，宝宝需要时再加热给宝宝食用，但尽早吃完。另一方面，还可以制成奶皂给宝宝洗澡用，母乳天然、健康、营养丰富，是最佳的清洁、护肤品。

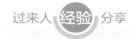 过来人 经验 分享

乳头干燥有妙招

如果妈妈出现乳头干燥的情况，可以涂一些乳头保护霜来缓解。因为哺乳时宝宝可能会把药膏吃进去，所以要选择质量有保证的乳头保护霜。

冷制法制作奶皂

用冷制法制作奶皂其实不难。首先取200克氢氧化钠溶解并降至室温，将其倒入1000克左右的油脂中，充分搅拌。然后倒入150克左右的母乳，搅拌均匀，放入模具中，充分保温24小时后脱掉模具，放置在阴凉干燥处风干即可使用。

可以淋浴，时间以 5 ~ 10 分钟为宜

顺产产后1周就可以洗澡了，可以淋浴，不可坐浴。此时洗浴时间不宜太久，时间以 5 ~ 10 分钟为宜，水温以 37 ~ 40℃最为合适，洗完应注意保暖，赶快擦干身体，及时穿好衣服，吹干头发，以免受凉感冒。

生产 10 天后不宜再喝红糖水

红糖水能补血，可以帮助产妇补血和补充碳水化合物，还能促进恶露的排出和子宫的修复等。但红糖水也不是喝得越多越好，生产 10 天后就不要再喝红糖水了，否则会导致恶露增多，引起慢性失血性贫血，进而影响子宫恢复和妈妈的身体健康。

不宜用营养补充剂来代替食物

有些妈妈过分依赖营养补充剂，甚至以其代替正常的饭菜，这是不科学的。这时应该遵循"药补不如食补"的原则，自然饭菜才是最健康的，注意食物种类多样化，才能保证均衡的营养，有利于乳汁的分泌和身体的恢复。

喝汤吃肉，营养加倍

鸡汤、鱼汤、排骨汤等富含易于被人体吸收的蛋白质、维生素、矿物质，而且味道鲜美，可刺激胃液分泌，提高食欲，还可促进乳汁分泌。而这些汤里的肉类经过加工也已经非常软烂了，容易消化，营养也更利于吸收，所以妈妈应以吃汤类中的肉为主，适当喝一些汤，这才是科学有效的滋补方式。

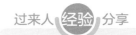

过来人 经验 分享

怎样熬出不油腻的汤

炖汤前，先将生肉放入凉水中烧开，然后清洗干净，最后清水下锅炖煮，放全作料，这样熬出的汤清且不油腻。

新妈妈一日食谱推荐

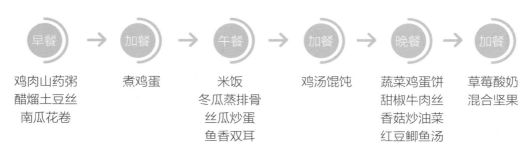

早餐 → 加餐 → 午餐 → 加餐 → 晚餐 → 加餐

鸡肉山药粥	煮鸡蛋	米饭	鸡汤馄饨	蔬菜鸡蛋饼	草莓酸奶
醋熘土豆丝		冬瓜蒸排骨		甜椒牛肉丝	混合坚果
南瓜花卷		丝瓜炒蛋		香菇炒油菜	
		鱼香双耳		红豆鲫鱼汤	

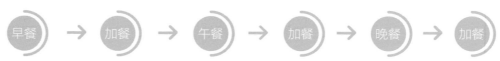

早餐 → 加餐 → 午餐 → 加餐 → 晚餐 → 加餐

猪腰大米粥	鸡蛋南瓜软饼	米饭	牛奶馒头	南瓜薏米饭	疙瘩汤
蒜蒸白菜		麻油鸡	桑葚汤	花生红枣鸡汤	
小米发糕		番茄炒蛋		炒地三鲜	
		猪血豆腐汤		黑椒牛肉粒	

鸡肉山药粥

材料 大米100克，鸡胸肉50克，山药80克。

调料 盐1克，葱末5克，料酒10克。

做法

❶ 山药去皮洗净，切菱形片；鸡胸肉洗净，切小丁，入沸水锅中焯烫一下，捞出，沥干。

❷ 锅内倒油烧热，爆香葱末，放入鸡丁翻炒，然后加入料酒，翻炒均匀后盛出备用。

❸ 大米洗净，放入砂锅中，加适量水，大火烧开，加入鸡丁和山药片熬煮至粥熟，加盐调味即可。

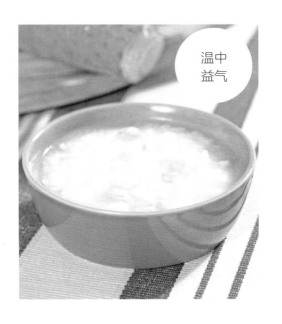

温中
益气

花生红枣鸡汤

材料 净鸡1只，水发香菇30克，花生米25克，红枣6枚。

调料 葱段、姜片各5克，盐2克，老抽、白糖各3克，淀粉、料酒各6克，香油1克。

做法

❶ 花生米洗净；香菇加白糖、料酒、香油、淀粉拌匀；净鸡用老抽、盐腌渍10分钟，放入水中略焯，捞出备用。

❷ 锅中倒油烧热，爆香葱段、姜片，放入花生米、处理好的香菇、红枣，放入焯过水的鸡，加适量清水，慢火炖1小时，加盐调味即可。

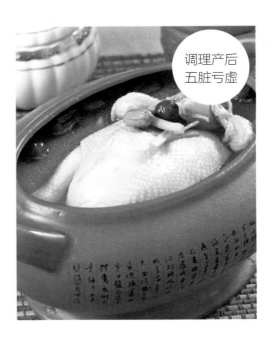

调理产后
五脏亏虚

宝宝：溢乳是正常的，过了3个月就好了

宝宝使劲不要太担心

新生宝宝经常出现胳膊腿强制性伸直的情况，这往往是因为新生宝宝生长发育期间骨骼肌肉生长较快导致的，一般持续 1 ~ 2 秒钟，属正常生理现象。随着宝宝的不断长大，这种情况会慢慢减少直至消失。

宝宝出现溢乳是正常的

许多宝宝在出生 2 周后会经常溢奶。在宝宝刚吃完奶，或者刚被放到床上时，奶就会从宝宝嘴角溢出。吐完奶后，宝宝并没有任何异常或者痛苦的表情。这种溢乳是正常现象，主要是由于宝宝的胃呈水平状、容量小，入口的贲门括约肌弹性差，容易导致胃内食物反流，从而出现溢乳。还有的宝宝吃奶比较快，会在大口吃奶的同时咽下大量空气，平躺后这些气体会将胃中的食物一起顶出来，造成溢乳。

怎样避免溢乳

1

乳汁的排空时间为2~4小时，过于频繁喂奶，胃中前一次的乳汁尚未消化完，会影响下一次的吃奶量。而胃容量扩张，会加重溢奶、吐奶的现象。

2

可以尝试让宝宝半卧位或竖抱着吃奶，使宝宝的身体有一定的倾斜度，乳汁就容易通过胃的出口进入小肠。

3

喂奶结束后，不要让宝宝马上躺下，可以先趴在妈妈的肩膀上，妈妈用空心掌轻轻地扣拍宝宝的后背，帮助宝宝把吃奶时吞咽下去的空气排出来。

4

喂奶前，将宝宝的尿布换好，喂奶后就不用再换了，以免由于换尿布引起溢乳。

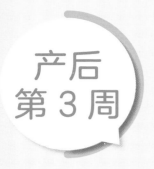

产后
第3周

妈妈：
该穿文胸了

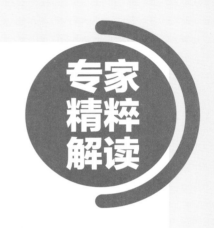

专家
精粹
解读

必须穿哺乳文胸了

很多妈妈坐月子期间嫌麻烦不穿文胸，其实这是不好的习惯。因为文胸是很重要的，它能支持和扶托乳房，防止乳房下垂；能促进乳房血液循环，加速乳汁分泌；能避免乳汁淤积而引起的乳腺炎；还能保护乳头免受摩擦。

如何选择哺乳文胸

要根据自己乳房的大小及时调换文胸的大小和罩杯的形状；文胸的带子要有一定的拉力，能将乳房向上托起；布料应选择透气性好的纯棉布料；最好选择胸前有开口的哺乳文胸，方便给宝宝喂乳。

哺乳文胸很娇气，清洗和晾晒有讲究

哺乳文胸最好单独手洗，洗好后，把带子放入罩杯中，握在掌心挤压沥水，这样可以避免罩杯变形。湿的文胸要通过3点固定法倒立悬挂晾晒，不要用肩带挂晒，因为水的重量会将肩带拉长。晾晒时要放在阴凉通风的地方，光照杀菌要适度，否则容易让布料变质及褪色。

子宫已经恢复，功能甚至好于孕前

到了第 3 周，妈妈的子宫收缩基本完成，已经恢复到骨盆内的位置，最重要的是子宫内的积血基本完全排出了，而此时雌激素的分泌特别活跃，子宫的功能甚至变得比孕前更好。建议妈妈继续坚持做产褥操，以促进腹肌、阴道、盆底肌等部位的快速恢复。

开始分泌成熟乳，要及时喂给宝宝

宝宝出生 14 天后，妈妈的乳汁分泌逐渐稳定，这时候的乳汁不仅含有丰富的营养物质，还会根据宝宝生长过程的变化自行调整其中营养物质的含量，被称为成熟乳。成熟乳要及时喂给宝宝，以促进宝宝健康发育。

产后应进食滋阴补血的食物

很多女性在生产之后身体虚弱，脸色苍白没有血气，这都是因为阴血不足引起的。多吃滋阴补血的食物能够让产后妈妈恢复更快，气色更加好，更有女人味。

水果类推荐：大枣（益气生津、养血安神）、香蕉（养阴润肺、润肠通便）、桂圆（贫血萎黄、神经衰弱）等。蔬菜类推荐：菠菜（滋阴润燥、养血生血）、莲藕（养阴止血、润肺生津）、木耳（提神、益气、健脑）等。粮食类推荐：黑米（活血润肤、补胃养肝）、黑芝麻（养阴润燥、补肾益脑）等。

新妈妈一日食谱推荐

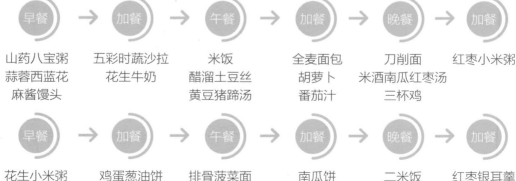

早餐	加餐	午餐	加餐	晚餐	加餐
山药八宝粥 蒜蓉西蓝花 麻酱馒头	五彩时蔬沙拉 花生牛奶	米饭 醋溜土豆丝 黄豆猪蹄汤	全麦面包 胡萝卜 番茄汁	刀削面 米酒南瓜红枣汤 三杯鸡	红枣小米粥
花生小米粥 煮鸡蛋 茄子馅包子	鸡蛋葱油饼	排骨菠菜面 猪肝番茄豌豆汤 蒜蓉苋菜	南瓜饼 树莓香蕉奶昔	二米饭 清炒油麦菜 茶树菇烧鸡块	红枣银耳羹

协和专家健康坐月子大全

红枣小米粥

材料 小米80克，红枣6枚，红豆15克。

调料 红糖5克。

做法

❶ 将红豆洗净，用水浸泡4小时；小米洗净；红枣洗净，切半，去核。

❷ 锅置火上，倒入适量清水烧开，加红豆煮至半熟，再放入小米和处理好的红枣煮至烂熟成粥，用红糖调味即可。

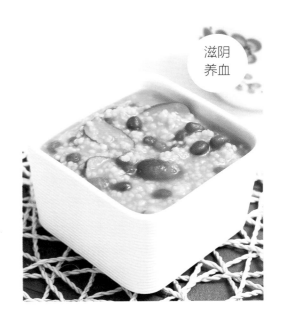

滋阴
养血

猪肝番茄豌豆汤

材料 猪肝150克，番茄200克，鲜豌豆20克。

调料 盐2克，淀粉少许，姜片3克，酱油、香油各1克，料酒、猪骨高汤各适量。

做法

❶ 猪肝洗净，切片，用料酒、淀粉、酱油腌渍；番茄洗净，去皮，切块；鲜豌豆洗净煮熟，过凉，沥干。

❷ 锅内放猪骨高汤，大火烧沸后放番茄块、豌豆、姜片煮沸，转小火煲10分钟，放入猪肝片煮开，加入盐，淋入香油即可。

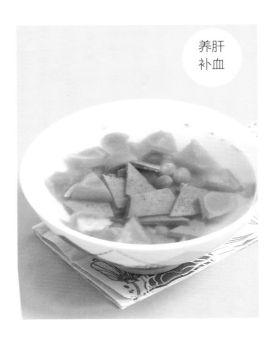

养肝
补血

宝宝：调整偏头还来得及

宝宝出现枕秃不一定是缺钙

因为月子里宝宝大部分时间是躺在床上的，脑袋和枕头接触的地方容易出汗并导致皮肤发痒，而宝宝这时还不会自己抓，只能通过摇晃脑袋来应付脑后发痒，时间长了，宝宝后脑勺的头发就会被磨掉而出现枕秃。妈妈不必过于担心，等宝宝过了3个月，能自由翻身就好了。

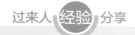

过来人 **经验** 分享

没有明显缺钙情况不需要补钙

一般情况下，母乳和配方奶中的钙是完全能满足宝宝所需的。如果确实缺钙，就要在医生的建议下给宝宝服用钙剂，否则会影响宝宝骨骼和牙齿的发育，甚至影响免疫力和智力等。

头睡偏了应及时纠正

月子里的宝宝头颅骨尚未完全骨化，有一定的可塑性。当一侧骨片长期承受整个头部重量的压力时，很容易导致宝宝头部睡偏。所以新手爸妈要时刻关注宝宝的睡姿，避免宝宝把头睡偏了。不过，即使头部已经睡偏了，3个月内也是可以帮助宝宝及时纠正的。过了3个月，宝宝自己能够翻身，就不会再随意由父母改变睡姿了。

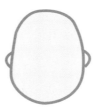

正常

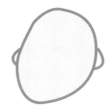

斜头

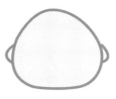

扁头

检查宝宝的头形时，从上往下看，用这种方法很容易看是否对称、是否圆润，越早发现问题，越容易矫正

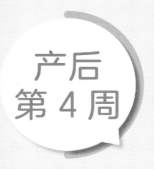

产后
第4周

妈妈：
可以正常洗浴了，
要防漏奶

扫一扫 听音频

漏奶到底是咋回事

生完宝宝后奶水不断外流，俗称"漏奶"。医学上漏奶是指乳房不能储存乳汁的现象。漏奶和泌乳反射、条件反射、乳房结构等有关，产后气血虚弱，也可能造成漏奶。

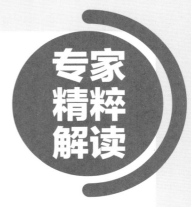

泌乳反射
在乳房开始大量分泌乳汁的前几周，宝宝频繁吸奶会刺激乳房出现泌乳反射，乳房受到刺激可能发生漏奶的现象。此外，乳房淤积过多乳汁也会引起泌乳反射，出现漏奶现象。

条件反射
当看到别的妈妈哺乳时，会引起自身条件反射，出现漏乳现象。

乳房结构
如果妈妈乳头位置较低，就容易出现漏奶现象。

气血虚弱
妈妈在分娩时耗费了大量精力，失血过多，加上产后饮食不均衡、休息不足，容易出现气血虚弱，也会导致漏奶。

出现漏奶怎么办

对于预防漏奶，目前没有特别有效的方法。如果已经出现漏奶，可以采取以下方式处理。

佩戴合适的文胸，将乳房托起，让乳头位置不低于乳房中央隆突部分，能起到缓解漏奶的作用。

尽量避免看到会引起条件反射的情景，可以准备干净毛巾擦拭。

如果漏奶现象比较严重，应及时就医，及时治疗。

Part 1　坐月子，改善体质的最好时机

99

可以正常洗浴了

到了本周，妈妈的恶露大多已经结束，可以正常洗浴了。为了避免细菌侵入阴道，此时还是建议采取淋浴。需要注意的是，外阴可以用毛巾蘸温水轻柔擦洗，且洗浴后要及时擦干。

不要吃得太油腻，否则自己长肉，宝宝还易腹泻

妈妈不要毫无忌讳地吃各种油腻食物，因为这样不仅容易造成产后肥胖，还会导致奶水中油脂太高，导致宝宝的肠胃负担加重，出现消化不良等症，这段时间妈妈应该注意荤素搭配，不但可以提高自身的体质，还能保证乳汁的营养均衡。

新妈妈一日食谱推荐

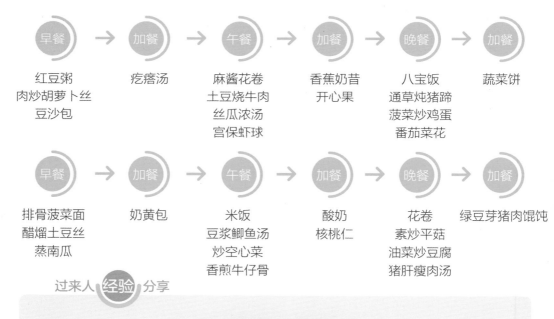

早餐 → 加餐 → 午餐 → 加餐 → 晚餐 → 加餐

红豆粥	疙瘩汤	麻酱花卷	香蕉奶昔	八宝饭	蔬菜饼
肉炒胡萝卜丝		土豆烧牛肉	开心果	通草炖猪蹄	
豆沙包		丝瓜浓汤		菠菜炒鸡蛋	
		宫保虾球		番茄菜花	

早餐 → 加餐 → 午餐 → 加餐 → 晚餐 → 加餐

排骨菠菜面	奶黄包	米饭	酸奶	花卷	绿豆芽猪肉馄饨
醋熘土豆丝		豆浆鲫鱼汤	核桃仁	素炒平菇	
蒸南瓜		炒空心菜		油菜炒豆腐	
		香煎牛仔骨		猪肝瘦肉汤	

过来人 经验 分享

好好安抚妈妈，避免产后抑郁

生宝宝是女人一生的大事儿，分娩后也是妈妈最虚弱的时候，精神上比较敏感，很容易产生抑郁的情绪，这时候爸爸就要好好安慰妈妈，抚慰她不安的情绪。

月子期间，妈妈情绪波动较大，可能对爸爸不友好。这时，爸爸要尽量理解，充分表达自己对妈妈的爱和体贴。

分娩后妈妈身体虚弱，会感到身体酸痛，爸爸不妨帮妈妈做做按摩，可以减轻疼痛带来的不适。此外，爸爸也可以时不时给妈妈准备爱心餐，让她开心。

红豆粥

材料 大米50克，红豆30克。

做法

① 红豆洗净，清水浸泡4小时；大米洗净。

② 锅置火上，加入适量清水煮沸，将红豆放入锅中煮至七成熟，加入大米煮至黏稠即可。

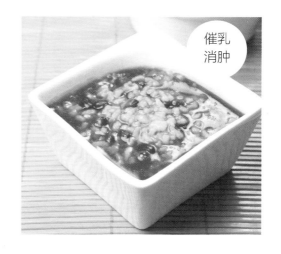

催乳消肿

八宝饭

材料 山药、薏米、白扁豆、莲子、桂圆、栗子各15克，红枣6枚，糯米150克。

做法

① 上述食材分别洗净，糯米加水与其他食材分开2次蒸熟；栗子切片。

② 碗底均匀铺上处理好的"八宝"，再铺上糯米饭蒸熟，倒扣盘中即可。

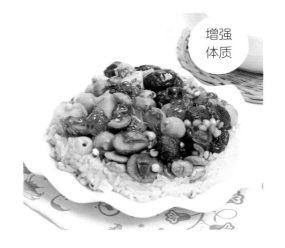

增强体质

土豆烧牛肉

材料 牛肉300克，土豆250克。

调料 葱丝、姜片各5克，香菜段3克，料酒、盐、白糖、酱油各适量。

做法

① 牛肉洗净，切块，焯烫；土豆去皮，洗净，切块。

② 锅内倒油烧热，爆香葱丝、姜片，放牛肉块、料酒、白糖、酱油炖熟，加土豆块继续炖至熟软，加入盐，撒香菜段即可。

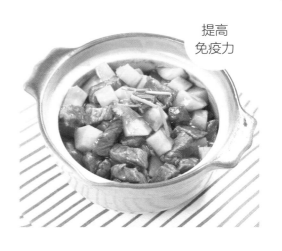

提高免疫力

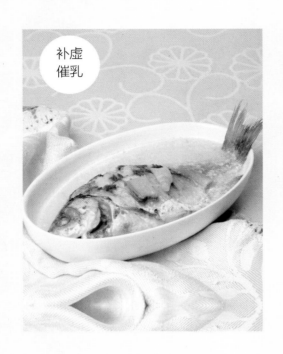

补虚
催乳

豆浆鲫鱼汤

材料 豆浆500克，鲫鱼1条。

调料 葱段、姜片各15克，盐2克，料酒
10克。

做法

❶ 鲫鱼去鳞，除鳃和内脏，去掉腹内的黑
膜，清洗干净。

❷ 锅置火上，倒油烧至六成热，放入鲫
鱼煎至两面微黄，下葱段和姜片，淋
入料酒，倒入豆浆，加盖烧沸后转小
火煮30分钟，放盐调味即可。

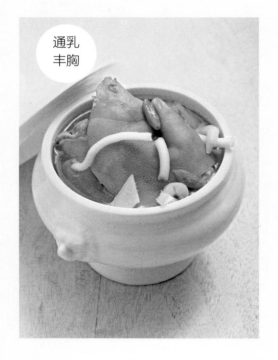

通乳
丰胸

通草炖猪蹄

材料 净猪蹄500克，通草5克，枸杞子
3克。

调料 盐2克，料酒10克，葱段、姜片
各5克。

做法

❶ 猪蹄剁成小块，入沸水中焯烫去血沫，
捞出备用；通草洗净。

❷ 汤锅内加适量清水，放入猪蹄、料酒、
葱段、姜片大火煮开，慢火炖1小时，
放入通草再炖1小时，加枸杞子煮10
分钟，加盐调味即可。

宝宝：及时修剪指甲

及时给宝宝修剪指甲，避免抓伤自己

宝宝的指甲长得很快，容易抓伤自己的脸，所以父母要及时给宝宝修剪指甲。可以在宝宝熟睡或者洗完澡后安静地躺在床上时给他剪指甲，要用宝宝专用指甲剪或指甲钳，手指甲要剪至短而光滑。宝宝的脚指甲柔软而光滑，不需要修剪得如手指甲一样短。

不要给宝宝剃满月头

一些地方在宝宝满月时会给宝宝剃满月头，就是把胎毛全部剃掉，认为这样宝宝的头发会长得更浓密。事实上这是没有科学依据的。宝宝头发长得慢与快、粗与细、多与少，和是否剃除胎毛没有任何关系，而是与宝宝的营养状况及遗传等有关。

此外，宝宝头皮薄、嫩、抵抗力弱，剃满月头时容易损伤皮肤，导致细菌侵入头发根破坏毛囊，影响头发生长，甚至导致脱发。

如果宝宝头发长了，又在炎热的夏季，为防止湿疹，是可以把头发剪短的，但不宜剃光头。即使出了湿疹，也不要剃光，否则易引起感染。

宝宝眼泪汪汪须谨慎

一旦发现宝宝总是眼泪不止，甚至有脓性分泌物，就要带宝宝去医院就诊，不及时治疗可能转为泪囊炎。一般来说4～6个月是治疗流泪不止的最佳时机，对于不同月龄的宝宝，治疗方法是不同的。

❶
2个月以内的宝宝
使用抗生素滴眼液

❷
2～4个月的宝宝
通过泪道冲洗＋按摩

❸
6个月以上的宝宝
可做泪道探通，促进泪腺畅通

所以，父母平时要好好保护宝宝的眼睛。给宝宝护理眼睛时要将双手洗净，使用消毒棉签给宝宝擦拭眼睛的分泌物等。

产后
第5周

妈妈：
满月发汗，外出活动

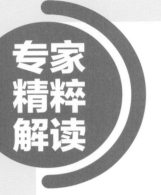
满月发汗，祛寒排毒

中医认为发汗法不仅能通经活络、恢复体力，还能调节神经、扩张周围小血管、改善微循环系统，通过发汗既有助于排出体内毒素，还能将体内的寒气驱除体外。所以，产妇可以通过满月发汗达到祛寒排毒、预防月子病的作用。

如何进行满月发汗

满月发汗可以去汗蒸馆，也可以在家里。在家里发汗，需要自制发汗汤。将1瓶黄酒倒入砂锅中，放入切好的姜丝、洗净的枸杞子、红枣，大火煮开，改小火熬10分钟左右即可（要是感觉姜有点辣，可以适当放一些红糖）。

妈妈喝完发汗汤后，要保证全身上下除了面部以外的地方都要盖起来，关上门窗，不要有风。发汗时间控制在1小时即可。发汗结束后不要着急从被窝中出来，等汗落了再出来。为了防止洗澡时着凉，建议第二天再洗热水澡。

此外，产妇发汗时盖得较多，加上喝了发汗汤，房间还不通风，所以发汗时要有专人陪着，随时给产妇补充水分。

怎样才是发透了汗

发汗时感到毛孔都是张开的，感觉汗水从身体里流出来，好像身体里那些寒气什么的都随着汗水带出来了，而且是从胃部向着头和脚的方向发的，就算发透汗了。

天气晴朗时，可以出门活动了

如果天气温暖无风，妈妈可以带着宝宝到户外晒晒太阳了，既可以呼吸新鲜的空气，还能让宝宝认识这个大千世界。而且，外出活动还有助于缓解妈妈产后抑郁的情绪。

乳汁突然"少了"是咋回事

很多妈妈到产后第 5 周可能会出现乳汁突然"减少"的情况，出现这种情况的原因主要有：

1　宝宝需求增加。此时宝宝进入快速发育期，吃奶量增加，妈妈就会感觉乳汁好像减少了，不够宝宝喝了。这时只要坚持每天固定哺乳次数，乳汁就会慢慢多起来。

2　宝宝会在奶流速减慢时睡觉，而当奶量确实减少时，宝宝就会扯乳头或哭闹。所以乳汁突然减少，可能是因为宝宝行为改变导致的，妈妈可以用手指刺激一下乳头，也可以喝杯水，都会增加奶量。

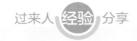
新妈妈一日食谱推荐

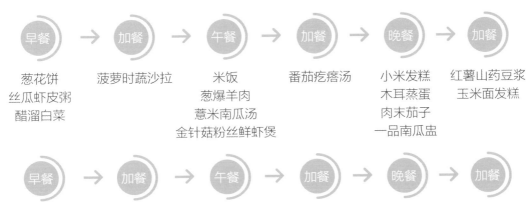

早餐 → 加餐 → 午餐 → 加餐 → 晚餐 → 加餐

葱花饼
丝瓜虾皮粥
醋溜白菜

菠萝时蔬沙拉

米饭
葱爆羊肉
薏米南瓜汤
金针菇粉丝鲜虾煲

番茄疙瘩汤

小米发糕
木耳蒸蛋
肉末茄子
一品南瓜盅

红薯山药豆浆
玉米面发糕

早餐 → 加餐 → 午餐 → 加餐 → 晚餐 → 加餐

疙瘩汤
肉炒胡萝卜丝
蒸山药

木瓜牛奶
腰果

什锦面
栗子焖仔鸡
鲫鱼苦瓜汤
五彩青豆

百合干贝蘑菇汤

紫菜包饭
山药羊肉汤
蒜蓉西蓝花
木须肉

牛奶小米粥

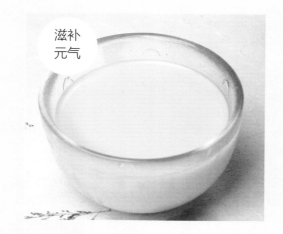

滋补
元气

红薯山药豆浆

材料 红薯、山药各15克，黄豆30克，大
米、小米、燕麦片各10克。

做法

❶ 黄豆浸泡10~12小时，洗净；大米和小米
洗净；红薯、山药洗净，去皮，切丁。

❷ 将上述食材倒入全自动豆浆机中，加水
至上下水位线，煮至豆浆机提示做好，
过滤即可。

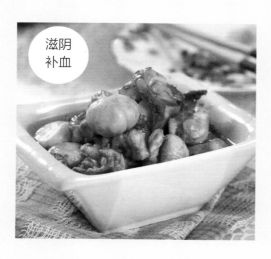

滋阴
补血

栗子焖仔鸡

材料 净仔鸡1只，栗子肉50克。

调料 酱油、料酒各8克，葱末、姜片、
白糖各5克，盐2克。

做法

❶ 净仔鸡斩块，焯透，捞出。

❷ 锅内倒油烧热，爆香葱末、姜片，倒入
鸡块和栗子肉翻炒均匀，加酱油、料
酒、白糖炖熟，用盐调味即可。

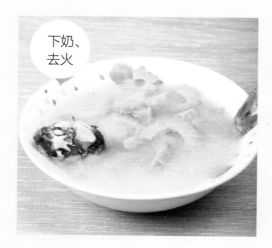

下奶、
去火

鲫鱼苦瓜汤

材料 鲫鱼1条，苦瓜200克。

调料 盐2克，白糖5克，醋4克。

做法

❶ 鲫鱼处理干净，入锅略煎，盛出；苦瓜
洗净，去子，切片。

❷ 置火上，倒入适量清水，放入鲫鱼煮
沸，放入苦瓜片大火煮沸，加盐、白
糖、醋调味，改小火煮至鱼肉熟即可。

宝宝：如何免受蚊虫叮咬

安纱窗、挂蚊帐最安全

任何化学驱蚊产品都可能对宝宝有伤害，所以在宝宝的卧室安纱窗、挂蚊帐是最安全的驱蚊方法，夜里也可以准备一个电蚊拍随时消灭溜进室内的蚊子。由于汗液最容易招蚊子，所以宝宝卧室尽量控制在26℃以下，避免宝宝出汗过多。

蚊虫叮咬后巧处理

蚊虫叮咬后身体会释放炎性物质，导致叮咬处肿胀，这是正常现象。但叮咬后情况不同，处理方法也不同。

没有起包
用碱性皂液清洗叮咬处，可防止起包。

已经起包
可用毛巾包冰块敷在被咬的位置，或者把湿毛巾放在冰箱冷冻后，敷在叮咬处，每2~3小时敷一次。还可以选用外用炉甘石洗剂涂抹止痒。

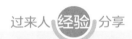
过来人 经验 分享

过敏体质的宝宝也不要担心

如果是过敏体质的宝宝，在去户外活动前2~3小时，可用一点抗组胺抗过敏的药物，能有效预防蚊虫叮咬后皮肤肿胀。

如果宝宝的皮肤已经抓伤、溃破，就不要乱涂药膏了，否则会加剧疼痛，也不利于溃破处的皮肤愈合。

"满月酒""百日酒"哪个好

"百日酒"比"满月酒"更适合新生宝宝。因为新生儿抵抗力较弱，如果办酒席，亲戚朋友多，宝宝很容易感染细菌、病毒，导致生病。所以建议把"满月酒"改为"百日酒"。需要注意的是，即使是"百日酒"，当天也尽量不要让亲戚朋友频繁接触、亲吻宝宝，尤其口对口亲吻，不给细菌、病毒可乘之机。

产后 第6周 妈妈：可以过性生活，但要注意避孕

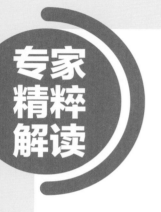
专家精粹解读

恶露未净时绝对禁止性生活

恶露未净时要绝对禁止性生活，因为阴道有出血，标志着子宫内膜创面还未愈合，性生活会导致细菌侵入，可能引起产褥感染，甚至引发产后大出血。此外，在产道伤口未完全修复前进行性生活会延迟伤口的愈合，加重伤口疼痛，还可能导致伤口裂开。

莫忽视产后42天检查

妈妈在产后42天要去医院进行检查，这样可以让医生准确了解身体恢复情况。如果发现异常，可以及时治疗，防止留下后遗症。有些妈妈初为人母，忙得焦头烂额，抽不出时间做检查，这是不对的，只有拥有了健康的身体，才能更好地照顾宝宝。产后42天具体的检查项目各医院会有些许不同，但基本大同小异，都能反映出妈妈的身体情况。

辟谣 小分队

"大姨妈"来了会影响乳汁营养

"大姨妈"多在产后6～8周恢复，也有在产后一年或一年半才恢复的（因人而异）。哺乳期"大姨妈"来了，乳汁减少并不用太过担心。因为奶是气血生化而成的，上行成为乳汁，下行成为经血。而人的气血是有限的，当来"大姨妈"时，就会导致乳汁分泌减少，过去了就会恢复正常，但来"大姨妈"这段时间的乳汁营养是没有改变的，所以不影响喂奶。

可以恢复性生活，但要注意避孕

这时子宫颈口基本恢复闭合状态，宫颈和盆腔、阴道的伤口也基本愈合。所以，原则上可以有性生活了。但由于妈妈经历了分娩的疼痛，加上满腹心思都在宝宝身上，会对性生活有一些抵触情绪。

产后性生活要注意节制，而且因为在月经恢复之前可能就有排卵了，所以要注意避孕，否则会对身体造成严重伤害。

新妈妈一日食谱推荐

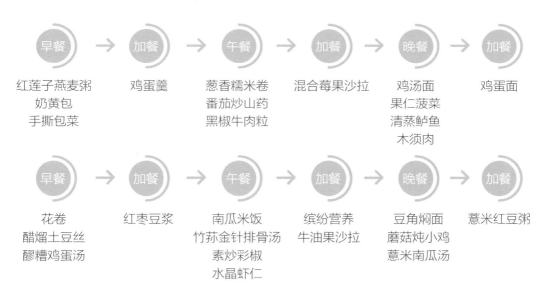

红莲子燕麦粥 奶黄包 手撕包菜 → 鸡蛋羹 → 葱香糯米卷 番茄炒山药 黑椒牛肉粒 → 混合莓果沙拉 → 鸡汤面 果仁菠菜 清蒸鲈鱼 木须肉 → 鸡蛋面

花卷 醋熘土豆丝 醪糟鸡蛋汤 → 红枣豆浆 → 南瓜米饭 竹荪金针排骨汤 素炒彩椒 水晶虾仁 → 缤纷营养 牛油果沙拉 → 豆角焖面 蘑菇炖小鸡 薏米南瓜汤 → 薏米红豆粥

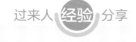 过来人 经验 分享

不要大力摇晃宝宝

有些爸爸为了哄宝宝开心会摇晃宝宝，这种做法是不对的。因为此时宝宝的头部比较重，而颈部肌肉又没长好，被摇晃时容易发生危险。

1.宝宝的脑部会撞击头骨壁，造成脑部损伤，甚至引起脑出血，危及生命。

2.宝宝眼睛中的毛细血管会破裂，导致眼睛受损甚至失明。

所以，爸爸哄宝宝开心时，切记不要摇晃宝宝。

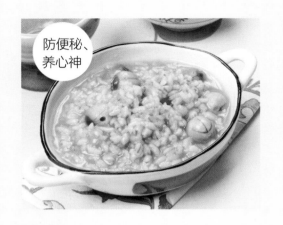

防便秘、养心神

红莲子燕麦粥

材料 水发红莲子、燕麦、大米各50克。

做法

❶ 水发红莲子、燕麦、大米洗净，燕麦用清水浸泡30分钟。

❷ 将所有食材一起放入锅中，加适量清水，大火烧开，转小火煮20分钟，关火后再闷10分钟。

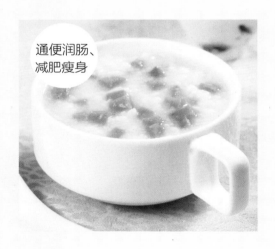

通便润肠、减肥瘦身

红薯粥

材料 大米50克，红薯75克。

做法

❶ 大米洗净；红薯洗干净，去皮，切小块。

❷ 锅置火上，倒入适量的清水煮沸，将大米倒入其中，大火煮沸，放入红薯块，转小火熬煮20分钟即可。

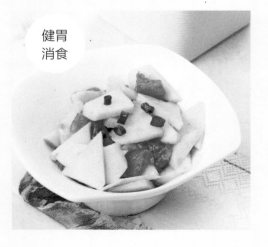

健胃消食

番茄炒山药

材料 山药200克，番茄150克。

调料 葱花、姜末各5克，盐2克。

做法

❶ 山药去皮，洗净，切菱形片，沸水焯烫一下；番茄洗净，去皮，切小块。

❷ 锅内倒油烧热，爆香葱花、姜末，放山药片翻炒，再加番茄块和盐，炒熟即可。

排骨豆腐虾皮汤

材料 排骨250克，豆腐300克，虾皮5
克，洋葱50克。

调料 姜片5克，料酒10克，盐少许。

做法

❶ 排骨洗净，斩段，用沸水焯烫，撇去浮
沫，捞出沥干水分；豆腐切块；洋葱去
老皮，切片。

❷ 将排骨、姜片、料酒放入砂锅内，加
入适量水大火煮沸，转小火继续炖煮
至七成熟，加豆腐、虾皮、洋葱片，
继续小火炖煮至熟，加盐调味即可。

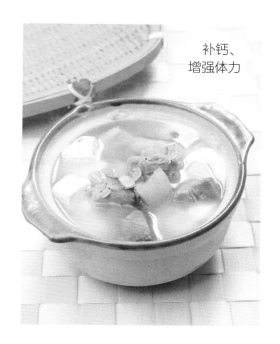

补钙、
增强体力

竹荪金针排骨汤

材料 干木耳 10 克，干竹荪 10 克，金针
菇 50 克，排骨 100 克。

调料 盐少许。

做法

❶ 排骨洗净，切小块，焯烫后捞出；干木
耳泡发好，洗净，撕成小片；干竹荪发
好，沥干，切小段；金针菇洗净，切段。

❷ 锅置火上，倒入清水烧开，放排骨转小
火熬煮 1 小时，加金针菇段、竹荪段、
木耳片，煮开后再焖 5 分钟，撒盐后即
可食用。

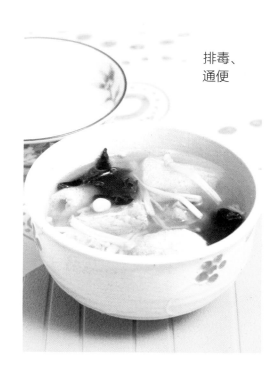

排毒、
通便

宝宝：夜啼不用过于担心

预防佝偻病，补维生素 D 很重要

维生素 D 在体内有两大作用：首先，促进肠道从饮食中吸收钙和磷；其次，促使钙、磷沉着于新骨形成的位置，促进骨组织成熟。所以，对于宝宝来说，每天摄入 10 微克的维生素 D 能有效预防佝偻病。

怎样区分生理性和病理性夜啼

生理性夜啼

致病原因： 生物钟颠倒所致。
症状： 哭声响亮，宝宝精神状态和面色正常，食欲良好，无发热等。

病理性夜啼

致病原因： 因患有某些疾病而引起的宝宝不适或痛苦的啼哭。
症状： 突然啼哭，哭声剧烈、尖锐或嘶哑，面容呈惊恐状，四肢屈曲，两手握拳，哭闹不休。有的宝宝还会出现烦躁不安、精神萎靡、面色苍白、吸吮无力甚至不吃奶。

出现夜啼怎么办

如果确定宝宝没有身体上的问题，父母就不用太过焦虑，不要过分哄逗。1 个月的宝宝已经能够感觉到爸爸妈妈的语气。愤怒和抱怨的语气会使宝宝变得烦躁、缺乏安全感。父母应心平气和地对待宝宝的哭闹，如果只是单纯哭闹，没有其他异常，可拍拍宝宝，让他慢慢安静下来。

怎样预防夜啼

让宝宝养成良好的作息规律，对生物钟颠倒的宝宝要及时进行纠正，白天不要让宝宝睡太多，晚上要避免宝宝临睡前过度兴奋而不易入睡。

睡觉时，宝宝的卧室内外要保持安静，温度适宜，注意调节室内光线。

育婴课堂　　宝宝哭声解读

类型	含义	表现	对策
健康性啼哭	妈妈，我很健康	哭声抑扬顿挫，不刺耳，声音响亮，节奏感强，没有眼泪流出。每日累计啼哭时间可达2小时，每次哭的时间较短，一般每天4~5次，均无伴随症状。不影响饮食、睡眠及玩耍	如果你轻轻抚摸他，或朝他微笑，或者把他的小手放在腹部轻轻摇两下，宝宝就会停止啼哭
饥饿性啼哭	妈妈，我饿了，要吃奶	这样的哭声带有乞求，由小变大，很有节奏，不急不缓。当妈妈用手指触碰宝宝面颊时，宝宝会立即转过头来，并有吸吮动作，若把手拿开，不喂哺，宝宝会哭得更厉害	一旦喂奶，哭声就戛然而止。宝宝吃饱后不再哭，还会露出笑容
尿湿性啼哭	尿湿了，不舒服	强度较轻，无泪，大多在睡醒或吃奶后啼哭。哭的同时两脚乱蹬	给宝宝换上干净的尿布或纸尿裤后宝宝就不哭了
困倦性啼哭	好困，但又睡不着	啼哭呈阵发性，一声声不耐烦地号叫，这就是我们常称的"闹觉"	宝宝闹觉，常因室内人太多，声音嘈杂，空气污浊，过热。让宝宝在安静的房间躺下来，他很快就会停止啼哭，安然入睡
疼痛性啼哭	扎到我了，好痛啊	哭声比较尖锐	妈妈要及时检查宝宝的被褥、衣服中有无异物，皮肤有无蚊虫咬伤
害怕性啼哭	好孤独啊，我有点害怕	哭声突然发作，刺耳，伴有间断性号叫	害怕性啼哭多由于恐惧黑暗、独处、小动物、打针、吃药或突如其来的声音等。这时妈妈可细心体贴地照顾宝宝，消除宝宝的恐惧心理
便前啼哭	我要拉便便了	宝宝感觉腹部不适，哭声低，两腿乱蹬	及时为宝宝把便

月子饮食不能加盐吗?

马大夫答

实际上, 除非妈妈患有特殊疾病, 如肾脏病, 否则在坐月子期间没有必要刻意禁止对盐分的摄取。中医认为, 产后血脉空虚, 不能承受酸涩、味道重浊的食物, 否则会导致血液循环不良, 所以妈妈的饮食虽然可以加盐, 但切记不要加太多。把握低盐原则, 饮食清淡, 不要吃太咸、太刺激的食物即可。月子餐最重要的是让妈妈能接受, 吃得下, 才能摄取其中的营养。不放盐的食物吃起来没有味道, 若因此影响妈妈的胃口, 反而适得其反。

月子期能集中进补吗?

马大夫答

我国传统上习惯在月子里进补, 且食物品种单调, 如大量进食鸡蛋等动物性食物, 蔬菜、水果等则较少选用, 这样不仅不能满足身体的需要, 也不利于乳汁分泌。

产后需要丰富而均衡的营养, 要保证产褥期食物多样化, 充足而不过量, 每天摄入适量蔬果, 粗细、荤素、干稀搭配, 才有利于妈妈健康, 保证乳汁质量。

产后母乳喂养, 妈妈要多吃吗?

马大夫答

妈妈在妊娠和分娩过程中, 体内各种营养素的储备都有所消耗, 因此尽快补充足够的营养素, 恢复身体健康非常重要。然而, 妈妈的消化功能在产后1～2周才能逐渐恢复正常。产褥早期胃肠肌张力仍较低, 肠蠕动减弱, 妈妈食欲欠佳, 这时若大量进食过于油腻的食物, 骤然进补, 反而使身体难以接受, 容易引起消化不良。

产褥早期建议少食多餐, 以清淡、高蛋白的饮食为宜, 同时注意补充水分。后期根据胃肠功能的恢复情况以及身体的需要适量进补。进补过量容易导致肥胖, 同时会使奶水中的脂肪过多, 造成宝宝腹泻。

Part

2

养"走"月子病，
人生不留遗憾

产后恶露不净

扫一扫 听音频

产后恶露不净原因

恶露是分娩后阴道排出的分泌物，它含有胎盘剥离后的血液、黏液、坏死的蜕膜组织和细胞等物质，恶露量的多少以及持续时间与生产方式和产妇身体状态有直接关系。

一般来说，剖宫产妈妈在手术过程中，医生会将子宫腔内的一些血块、胎盘等清除干净，因此剖宫产妈妈的恶露大概维持 2 周，而顺产妈妈在产后 4 周左右恶露才会基本干净。如果产后 1 个月，恶露仍然带血较多，就属于恶露不净了。

子宫排出
恶露的过程

1 产后1~4天
恶露呈鲜红色、量较多，有血腥味，几天后逐渐变为棕红色或粉红色。

2 产后10天后
恶露会变成棕黄色或乳黄色，偶尔掺杂一点鲜红色，如果量不多，无须担心。

恶露不净很可能是因为产后妈妈没有休息好，引起内分泌失调，子宫内膜增生又剥落，造成阴道出血断断续续。另外，子宫收缩不良，子宫内膜发炎，胎盘、胎膜等组织残留在子宫，不当的食补（如服用过量的生化汤等），也都有可能引起恶露不净。

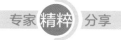

专家 **精粹** 分享

恶露异常，需及时就医

恶露是产后妈妈身体恢复情况的晴雨表，要学会观察自己的恶露情况，发现异常，要及早就医。

1.如果产后2周，恶露仍然为鲜红色且量多，伴有恶臭，排出烂肉样或者胎膜样物体，就可能是子宫内残留有胎盘或胎膜，随时有大出血危险，应立即就医。

2.产后妈妈有发热，下腹疼痛，恶露增多，呈混浊、污秽的土褐色并有臭味等症状，就可能是发生感染，应立即就医。

协和专家健康坐月子大全

保持阴道清洁

因为有恶露排出，所以妈妈要勤换卫生巾，保持阴道清爽。此外，这段时间要停止性生活，避免感染。大小便后用温水冲洗会阴部，擦拭时选用柔软干净的卫生纸，一定要从前往后擦拭或直接按压拭干。

饮食调理原则

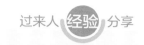

❶ 容易上火的妈妈可以喝一些清热的果蔬汁，如藕汁、梨汁等。

❷ 感觉乏力时可以喝鸡汤、桂圆汤、红枣汤等。

❸ 将小米和花生一起煮粥食用，也可以放点阿胶，可以活血补虚，非常适合恶露不净的妈妈食用。

糯米阿胶粥

养血
补血

材料 糯米60克，大米、阿胶各20克。

调料 红糖少许。

做法

❶ 阿胶烊化备用；糯米、大米分别淘洗干净，放入锅中，加适量清水煮至粥熟。

❷ 粥熟后放入阿胶和红糖，边煮边搅匀，煮2~3沸至红糖化开即可。

Tips 阿胶和糯米都具有补血、养血的功效，产后因为失血过多导致体虚的妈妈非常适合食用本品，补血效果佳。

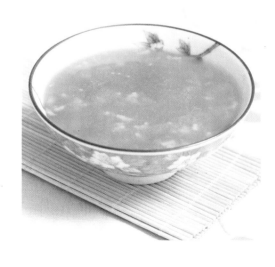

产后便秘

产后便秘原因

产后妈妈经常会出现便秘，而用力排便可能会引起产后疼痛，甚至诱发痔疮，所以预防和调理产后便秘是非常重要的。引起产后便秘的主要原因有以下几点：

①

妊娠期子宫不断增大，使腹部过度膨胀，造成产后腹直肌、盆底肌松弛，导致排便无力。另外，产后体质虚弱或术后的伤口，也容易造成排便力量减弱。

②

月子期胃肠功能减弱，肠蠕动慢，肠内容物在肠内停留时间长，使水分过度吸收造成大便干结。

③

月子期卧床时间多，活动量减少，影响直肠蠕动，导致便秘。

④

饮食结构不合理，过分注重产后补养，大鱼大肉吃得多，蔬菜、水果吃得少。

心情舒畅有助于加速肠胃蠕动

产后妈妈要及时调整好心态，保持精力充沛、心情舒畅，有助于肠胃功能的正常运转。因为不良的情绪可使胃酸分泌量下降，肠胃蠕动减慢，引起便秘。所以，产后妈妈保持好心情是缓解便秘的好办法。同时，坚持定时排便，逐渐形成排便的条件反射，也有助于缓解便秘。

适当运动，增加排便量

坐月子不建议久卧不动，可以适当做以下运动：平躺在床上，双膝屈起，双手抱膝，收缩臀部，将后背压向床面，然后放松，根据自身体力情况做 3 ~ 5 次即可。这个动作可促进肠道蠕动，缩短食物滞留在肠道的时间，增加排便量。

常按天枢穴，促进排便

　　天枢穴可以增强肠胃蠕动的能力，促进排便。用拇指指腹按压天枢穴（在中腹部，肚脐左右两侧3指宽处），同时向前挺出腹部并缓慢吸气，上身缓慢向前倾，呼气，反复做5次，效果显著。

饮食调理原则

月子里多喝汤、多喝水，不仅可以帮助多产奶，还有助于软化大便。

适当多吃富含膳食纤维的食物，如西梅、番茄、白菜、萝卜、芹菜、竹笋、豆角、糙米、玉米等。膳食纤维吸水膨胀，可刺激肠道蠕动。而洋葱、萝卜、土豆、红薯、豆类等食物进入肠道后，在正常细菌作用下会发酵产气，可促进肠胃蠕动，加速排便。

适当增加油脂摄入，如植物油、坚果等。因为油脂有润肠的作用，利于排便。

腰果西芹

材料　西芹250克，腰果30克。
调料　葱末、蒜末各5克，盐2克。
做法

❶ 西芹择洗干净，切片；腰果入油锅炒至变黄，沥油备用。

❷ 油锅烧热，下葱末、蒜末煸炒出香味，倒入西芹翻炒熟，加盐，倒入腰果炒匀即可。

Tips 西芹富含膳食纤维，可以促进胃肠蠕动；腰果富含不饱和脂肪酸，有润肠的效果。二者搭配食用可以促进排便，缓解产后便秘。

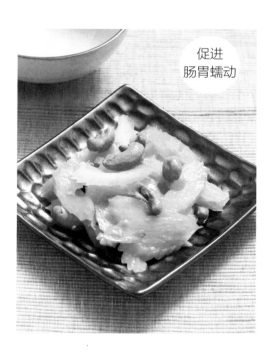

促进
肠胃蠕动

产后尿失禁

扫一扫 听音频

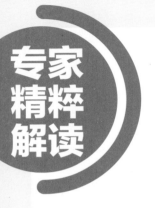

专家精粹解读

产后尿失禁原因

由于生产过程中胎宝宝的胎头下降，产妇的膀胱、尿道因挤压移位，这些部位周围韧带的肌肉很容易受伤撕裂，尤其是遇到产程过长或停滞的时候，更容易损伤膀胱周围的支撑组织，使妈妈的各器官变得松弛，导致尿失禁。

提肛运动改善尿失禁

提肛运动就是有规律地往上提收缩肛门，再放松，通过一提一松的运动锻炼骨盆底的肌肉来改善尿失禁，还能促进局部血液循环，预防痔疮。

收缩、放松肛门，每次3秒，重复10次此为一组。可以坐位、站立、躺下3种不同的体位各做一组，每天至少练习2组。

半桥式瑜伽锻炼骨盆肌

产后妈妈有意识地对盆底肌肉进行自主性收缩和放松训练，有助于恢复衰弱、松弛的盆底肌，可减轻尿失禁症状。需要注意的是，产后妈妈要根据自己的身体情况进行练习，不可强求。

具体做法：仰卧，屈膝，双脚自然踩在床上，两臂放在身体两侧。深吸气，同时抬高臀部，使背部离开床，然后慢慢呼气放下臀部，回归原位。每天100~150次。

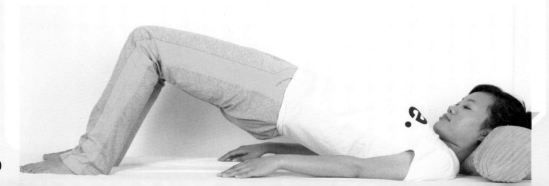

按摩小腹，促进子宫收缩及复位

产后妈妈可以通过按摩小腹达到强化膀胱功能、缓解产后尿失禁的目的。

具体做法：妈妈仰卧床上，双手掌叠放在小腹部中央，顺时针按摩 5 分钟，以局部有微热感为宜，每日按摩 1 ~ 2 次即可。

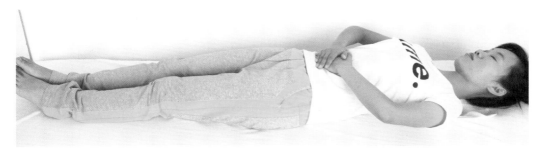

饮食调理原则

多吃新鲜蔬菜、水果，以改善便秘，减轻腹压对盆底肌肉的压力，缓解尿失禁。

适量吃些黄芪。黄芪有补中益气、补气升阳的作用，可益肾固精，缓解尿失禁症状。可以用黄芪做粥给妈妈食用。

黄芪羊肉煲

材料 羊肉500克，当归、黄芪各20克。

调料 料酒10克，姜片5克，盐3克，高汤适量。

做法

❶ 羊肉洗净，切成大块，焯水后捞出，用温水洗去浮沫；当归、黄芪洗净。

❷ 锅内倒入适量高汤，放入料酒、姜片、当归、黄芪、羊肉块，大火烧沸后，转小火煲2小时，加盐调味即可。

Tips 中医认为产后尿失禁是由于"肾气不固，膀胱失约"所致，也就是说肾虚会引起膀胱不能控制排尿，所以补肾也是缓解产后尿失禁的一个方法。

益肾
补虚

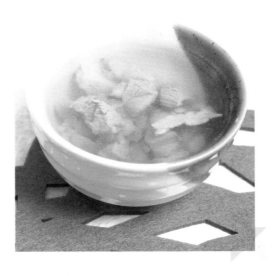

产后缺乳

产后缺乳原因

产后妈妈在哺乳时乳汁甚少或全无，不足够甚至不能喂养宝宝，称为产后缺乳。对于妈妈来说，精神压力、身体素质、饮食结构、哺乳方式等都可能影响泌乳。每个妈妈缺乳的程度和情况各不相同：有的开始哺乳时缺乏，以后稍多但仍不充足；有的全无乳汁，完全不能喂乳；有的正常哺乳，突然高热后，乳汁骤少，不足以喂养宝宝。

及早开奶，母婴同室

宝宝顺利分娩后应该尽快吸吮妈妈的乳头。这是因为，宝宝的吸吮能够刺激妈妈的乳头神经末梢，通知大脑快速分泌泌乳素，使乳汁大量泌出。因此，产后建议及早开奶，当宝宝娩出断脐、擦干羊水后，就可以在产房开始哺乳。让宝宝分别吸吮双侧乳头各 3 ~ 5 分钟即可。

产后如果妈妈和宝宝都没有异常情况，建议母婴同室，使妈妈及早建立泌乳、排乳的反射，这种反射建立得越早越有利于下奶。同时，母婴同室还能加强亲子依附关系、增加母子感情，提升母亲母乳喂养的信心。

坚定母乳喂养的信心

对于生完孩子的妈妈们来说，喂奶就是头等大事，尤其是产后几天会比较担心自己不下奶、奶少。这里要提醒妈妈们，坚定信心是实现母乳喂养的重要因素。如果此时妈妈奶水比较少，可以让宝宝勤吸吮。记住，宝宝的小嘴是最好的催乳剂。

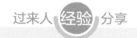

过来人 经验 分享

喂奶时可以喝点水

哺乳妈妈喂奶期间常会感到口渴，这是正常的现象。建议妈妈在喂奶期间要注意适度补充水分，可以多喝豆浆、杏仁茶、原味蔬菜汤等，这样不仅有助于乳汁的分泌，还可以为妈妈和宝宝补充营养。

保持愉悦心情，开心喂奶

母乳是否充足与妈妈的心理因素及情绪、情感关系极为密切，开心、放松的状态可以促进乳汁分泌，不良精神刺激则易导致乳汁分泌出现异常。

所以，妈妈要尽量保持不急不躁的好心情，以平和、愉快的心态面对生活中的一切，以利于乳汁的分泌，对宝宝的情绪培养也有正面作用。

饮食调理原则

膳食多样化

妈妈为了能够乳汁充足，应注重营养摄入的均衡合理，每天的膳食应包括五谷杂粮、蔬菜、水果、畜禽肉、蛋、鱼等各类食物。

适量增加动物性食物，补足优质蛋白质

哺乳的妈妈每天应该增加总量100～150克的鱼、禽、蛋、瘦肉，为身体提供丰富的优质蛋白质。

适量增加海产品的摄入

乳汁的脂肪酸含量与哺乳妈妈摄入的食物种类有关，因此哺乳妈妈在饮食中适量增加海产品，如三文鱼、虾、海带、牡蛎等，可使乳汁中DHA、锌、碘含量增加，有利于宝宝大脑和神经系统的发育。

多喝汤水

哺乳期妈妈每天摄入的水量与乳汁的分泌密切相关，产后妈妈多喝些汤水有益于泌乳。可以使用黄豆、花生、蘑菇搭配肉类煨汤。

花生猪蹄汤

材料 猪蹄500克，花生米50克，枸杞子5克。

调料 盐3克，料酒15克，葱段、姜片各5克，香葱段适量。

做法

❶ 猪蹄洗净，剁成小块，焯水备用；花生米洗净，用清水泡半小时。

❷ 汤锅加清水，放入猪蹄块、花生米以及料酒、葱段、姜片大火煮开，转小火炖2小时，加枸杞子同煮10分钟，调入盐，喝时撒上香葱段即可。

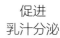

促进
乳汁分泌

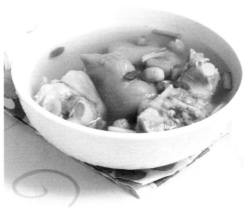

产后厌食

产后厌食原因

生产时气血、精力的消耗，不分昼夜地喂奶让妈妈得不到充分休息，而为了尽快恢复产前身材刻意减肥、不注意饮食的调养等，都可能造成妈妈出现厌食的情况。妈妈不爱吃饭，宝宝就吃不好饭，产后妈妈厌食会导致乳汁减少、伤口不易愈合、便秘、失眠、内分泌失调等，所以妈妈出现厌食时，要及时调整干预。

保持好心情，促进食欲

好的食欲也需要好的心情来调节，心情不好会影响胃液的分泌，导致没有食欲，即使勉强吃饭也会感觉食物一直堵在胃里，不消化。所以，在照顾宝宝之余可以做点自己喜欢的事做，比如听音乐、看书、做运动，让自己保持平和、愉悦的心情。

适度运动，摆脱厌食

妈妈产后 2 周就可以做些简单的运动，产后 6 周可以做些轻体力的家务。饭后也可以散散步，加速肠胃的蠕动，促进消化吸收，不仅有助于摆脱厌食的困扰，还有利于睡眠和体形的恢复。

按摩足三里穴，健脾和胃

用拇指指端按掐足三里穴（位于外膝眼下 4 横指、胫骨边缘），一掐一松，以有酸胀、发热感为度，连做 36 次，两侧交替进行。可以健脾和胃，促进食欲。

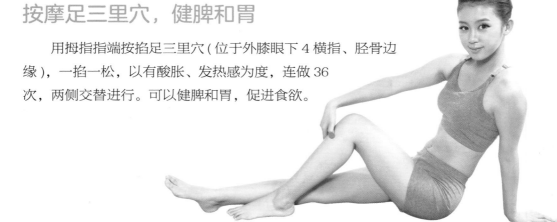

饮食调理原则

①

进补要循序渐进。产后妈妈不要暴饮暴食，否则会损伤娇嫩的肠胃，出现厌食的情况。

②

产后妈妈饮食要有规律，定时定点吃饭，让肠胃适应进食节奏。这样食物一进入肠胃，肠胃就会适时分泌出消化酶、消化液，让食物得到充分地消化吸收。

扁豆糙米粥

材料 白扁豆25克，糙米50克。

调料 红糖适量。

做法

❶ 白扁豆洗净，用清水浸泡8~10小时；糙米洗净，用清水浸泡1小时。

❷ 将白扁豆、糙米一起放入锅中，加适量清水，先用大火煮开，然后转小火熬煮至熟软，用红糖调味即可。

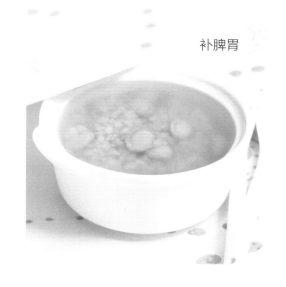

补脾胃

草菇炒番茄

材料 番茄200克，草菇150克，柿子椒50克。

调料 料酒、白糖各10克，水淀粉5克，盐1克，醋4克。

做法

❶ 番茄洗净，去皮，切块；草菇洗净，切块，在沸水中焯熟；柿子椒洗净，去蒂和子，切片。

❷ 锅中油烧热，放入草菇块、料酒翻炒出香味，放番茄块、柿子椒片翻炒至熟，加白糖、盐、醋调味，用水淀粉勾芡即可。

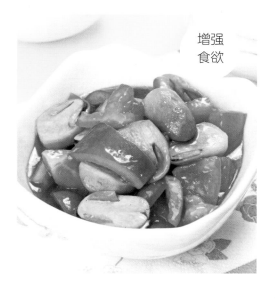

增强食欲

产后尿潴留

产后尿潴留原因

产妇在分娩 6 ~ 8 小时后，甚至月子中，不能正常排尿，但膀胱处于充盈状态，就可能是患上了尿潴留。造成尿潴留的原因可能是产程太长，胎头压迫膀胱而使膀胱内膜水肿、充血，暂时失去收缩力；也可能是会阴伤口疼痛，引起尿道括约肌反射性痉挛而造成排尿困难等。

尿潴留有完全性和部分性两种，但都会影响子宫收缩，导致阴道出血量增多，引起产后泌尿系统感染，给产后妈妈带来巨大的痛苦，所以需要及时治疗。

完全性尿潴留	自己完全不能排尿	部分性尿潴留	仅能排出部分尿液

开水熏会阴，促进膀胱肌收缩

在盆内放入热水，水温控制在 50℃左右，然后直接蹲或坐在有稳定支架的水盆上，让热气充分熏到会阴部，每次 5 ~ 10 分钟，这种方法可以促进膀胱肌肉的收缩，有利于排尿。用开水熏会阴时，要注意保持下体不要接触水盆，以免烫伤。

听流水声，促使排尿发生

产后妈妈如厕时可以打开一旁的水龙头，听听流水声，利用条件反射破坏排尿抑制，产生尿意，促进排尿发生。

饮食调理原则

1

产后妈妈要多喝水、多喝汤，增加尿量，既可以预防尿潴留，还能清洁尿道。

2

已经发生了尿潴留的妈妈，则应该少喝汤水，尽量减少膀胱负担。

产后足跟痛

产后足跟痛原因

产后妈妈本身就肾气虚弱、气血两亏，很容易受到寒凉之气的侵袭，尤其是脚后跟。如果月子期间又经常赤脚不穿袜子、穿凉拖，就很容易让足后跟的气血失于温养而不通畅，导致足跟痛。另外，穿硬底鞋、高跟鞋也会让已经虚弱的足部肌肉不能得到休息，导致足跟痛。

注意家居细节，预防足跟痛

预防足跟痛主要注意两点：一做好足部的保暖；二选对鞋子。

1　穿袜子，不要赤脚。

足部保暖

2　穿能护住脚趾、脚后跟的家居鞋。

3　洗完脚后尽快擦干，不要晾干。

1　不管是家居鞋还是外出鞋，都要选择鞋底柔软的。

选对鞋子

2　产后3个月内不要穿高跟鞋，尽量穿舒适的平底鞋。

配上合适的足后跟垫

妈妈们可以买一对硅胶的后跟垫或者全足垫，既方便又保暖。尤其是已经有足跟痛的妈妈，后跟垫能缓解走路产生的疼痛。

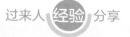
过来人 经验 分享

醋水泡脚，缓解足跟痛

取白醋1000毫升，放入清水，煮沸，凉至42℃，浸泡双脚，每天1~2次，每次30分钟左右，连用15天。泡脚时可以沿脚后跟搓一搓，舒筋活络，缓解疼痛。

产后健忘

产后健忘原因

俗话说"一孕傻三年"，有了宝宝后，很多妈妈会有丢三落四、认知能力下降的情况。研究显示，女性分娩后体内雌激素会达到最低水平，大脑的记忆力也会下降，所以就会出现"一孕傻三年"的情况。另外，宝宝出生后，妈妈要照顾宝宝，往往睡眠不足，休息不好也会导致妈妈记忆力下降。出现这种情况不用过于担心，等妈妈习惯有宝宝的生活后，产后健忘会逐渐缓解。

睡足觉给大脑缓冲的时间

因为睡眠时大脑会把杂乱的信息进行整理归类，所以人醒来时头脑清晰、有条理。月子里家人尽量帮妈妈分担照顾宝宝的事情，让妈妈好好休息，睡饱觉，就有助于缓解健忘的情况。

经常锻炼身体

适度运动可以振奋精神，让人做事更有条理。所以产后不能总是卧床休息，适度运动对预防健忘有益处。

按压心俞穴，改善健忘

心俞穴（在背部脊柱区，第5胸椎棘突下，旁开1.5寸）有通络安神的作用，可改善健忘症状。妈妈俯卧在床上，让家人帮忙按摩即可，用两手手指指腹揉压穴位1~2分钟。

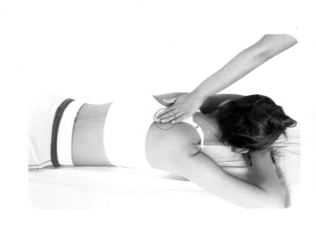

保持良好情绪

把生活和工作的压力暂时先放下，妈妈不必过于苛求自己，可以慢慢摸索如何照顾宝宝，多与家人沟通、吸取周围朋友养孩子的经验，让自己在照顾孩子时多一份从容，始终保持良好的情绪，也有利于改善产后健忘。对于一些重要的事情，可以写在备忘录上提醒自己，避免因为忘记重要的事情而焦躁、自责。

饮食调理原则

平衡膳食，全面摄取谷物类、绿色蔬菜、柑橘类、坚果类、鱼类等食物，为身体提供充足的卵磷脂、B族维生素、DHA、牛磺酸、矿物质等，有助于活跃脑细胞，缓解产后健忘。

芝麻核桃粥

材料 大米100克，核桃仁30克，黑芝麻20克。

调料 白糖5克。

做法

❶ 核桃仁和黑芝麻各洗净，碾末；大米洗净。

❷ 锅置火上，倒入适量清水烧开，加大米煮沸，改小火熬成粥，放核桃仁末、黑芝麻末煮黏稠，加白糖即可。

Tips 黑芝麻碾碎前可以先入锅炒熟，这样芝麻的香味更浓，吃起来口感更好。

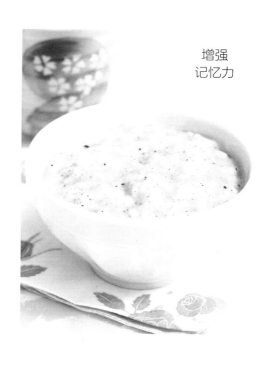

增强
记忆力

产后水肿

产后水肿原因

妈妈产褥期水液潴留可引起下肢甚至全身水肿，称为产后水肿。中医认为，产后水肿是因某些脏腑功能障碍造成的，一般涉及肺、脾和肾三脏，多为脾胃虚弱造成的水肿和肾气虚弱造成的水肿。

另外，怀孕期间孕妈妈多吃少动，脏腑功能被抑制，加之分娩后气血的损伤，会导致多余的水分停留在腿部不能被代谢出去，表现为产后水肿。而孕晚期子宫变大，压迫下肢回流的静脉，影响了血液循环而引起水肿，坐月子期间又缺乏运动，会进一步加重水肿。

勤泡脚，促进血液循环

人体 6 条经络，膀胱经、胃经、胆经的终止点，脾经、肝经、肾经的起始点，都在脚上。妈妈每天晚上泡泡脚，等于同时刺激了这 6 条经络，有助于改善脏腑功能、促进血液循环，缓解产后水肿。

减轻腿部压力，缓解水肿

妈妈可以通过按摩双腿来减轻水肿。具体方法：用两只手捏住小腿肚子上的肌肉，一边捏一边从中间向上下按摩，不断改变按捏的位置，重复做 5 次。两手一上一下握住小腿，像拧抹布一样左右拧小腿肚上的肌肉，从脚踝开始往膝盖处拧，重复做 5 次。两手握住小腿，大拇指按住小腿前面的腿骨，从上往下按摩，重复 3 次。

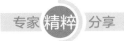

专家精粹分享

哪些情况下要及时就医

产后妈妈如果出现下肢甚至全身水肿，同时伴有心悸、气短、四肢无力、尿少等症状时，要及时去医院检查。剖宫产妈妈如果出现单侧下肢水肿、疼痛，千万不要忽视，很可能是静脉血栓合并肺栓塞的先兆，是一种严重的并发症。

饮食调理原则

 1

饮食宜清淡，不要吃过咸的食物，尤其是咸菜，以防水肿加重。

 2

吃足量的蔬菜、水果。蔬菜和水果中含有人体必需的维生素和矿物质，能提高人体的抵抗力，加速新陈代谢，具有解毒、利尿等作用。

3

虽然产后妈妈的饮水量不必控制，但睡前尽量不要喝太多水。

4

少吃难消化和易导致胀气的食物，如油炸的糯米糕、白薯等，这些食物会引起腹胀，使血液回流不畅，加重水肿。

5

不要过食补品，长期食用补品会增加肾脏负担，甚至使肾脏长期处于超负荷状态，加重水肿。

海米冬瓜

材料 冬瓜400克，海米20克。

调料 葱花、姜末各5克，盐2克，料酒10克。

做法

❶ 冬瓜去皮，洗净，切片；海米用温水泡软。

❷ 锅内倒油烧热，爆香葱花、姜末，加水、盐、海米、料酒翻炒，放冬瓜片烧入味即可。

Tips 冬瓜含有充足的水分，具有清热解毒、利尿消肿等功效；海米是钙的良好来源。本品非常适合产后虚弱水肿的妈妈食用。

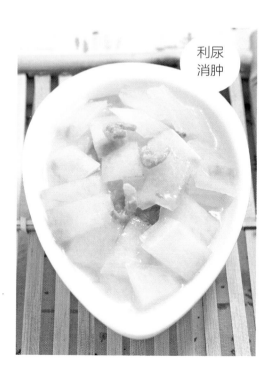

利尿消肿

产后抑郁

产后抑郁原因

很多妈妈在产后都会出现不同程度的抑郁情绪，常表现为焦虑、紧张、烦躁、悲伤、易怒、失眠等，严重的甚至有自杀倾向。造成产后抑郁的原因是多方面的，总体来说可以分为两种——生理原因和心理原因。

怀孕和分娩会导致女性内分泌发生变化，尤其是产后，体内激素水平急剧变化会导致产后抑郁症的发生。

生理原因

对妈妈这个角色转换的压力；对自己是否能够当好妈妈感到不安；缺乏家人的支持和照顾等导致产后抑郁症的发生。

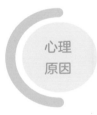

心理原因

学会调节情绪，坦诚告诉家人实情

对产后抑郁症，妈妈首先要学会调节自己的情绪，不要勉强做自己不喜欢的事，心情不好的时候可以听听音乐、找朋友聊聊开心的事儿、做点简单的家务来分散注意力。

如果很难自己排解郁闷情绪，就要将自己的情况如实告诉家人，及时沟通，让家人了解你最需要什么，千万不要闷在心里。勇于寻求和接受帮助，才是解决产后抑郁的积极方式。

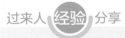
过来人 经验 分享

营造舒适的环境

干净舒适的环境会带给妈妈好心情，能够有效减轻产后抑郁症的发生。

到户外散心转换心情

妈妈可以在家里走走，放松一下身心。身体允许的话还可以到户外散散步，呼吸一下新鲜的空气，会让心情豁然开朗。

饮食调理原则

中医认为，抑郁主要是肝火旺盛、气血凝滞所致，此时可以多喝一些清热去火的粥，如苦瓜粥、百合枸杞粥等。

多吃B族维生素含量丰富的食物。B族维生素是调节身体神经系统的重要物质，能够有效缓解心情低落、全身疲惫和食欲缺乏等症状。鸡蛋、深绿色蔬菜、牛奶、谷类、芝麻等都是不错的选择。

多吃富含钾的食物，如香蕉、瘦肉、坚果、绿色蔬菜等，有利于稳定情绪。

多吃含维生素C的食物，如鲜枣、柑橘、木瓜、香瓜、猕猴桃等，可消除紧张、安神静心，有助于抗压。

莲子红枣银耳汤

材料 干银耳5克，干莲子20克，红枣10枚。

调料 冰糖适量。

做法

❶ 干银耳用清水泡发，洗净，去蒂，撕成小朵；干莲子洗净，用清水泡透，去心；红枣洗净，去核。

❷ 砂锅中放入处理好的银耳、莲子、红枣，倒入没过食材3指的温水，大火煮开后转小火煮1小时，加冰糖煮至化即可。

Tips 这道红枣银耳莲子汤是传统的滋补和润肤养颜佳品，能清心除烦、安神解郁。

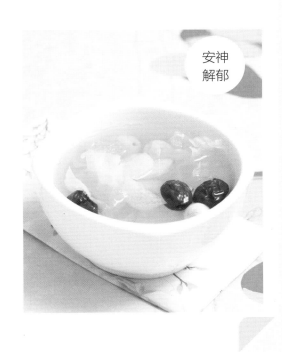

安神解郁

产后为什么容易中暑?

马大夫答

月子期妈妈一般身体较为虚弱,如果炎夏坐月子,再身着长衣长裤,盖被垫褥,体热就无法散发出去,人体处于高温高湿的小环境,很容易导致产后中暑。所以夏季坐月子,尤其要注意饮食科学合理,要多吃一些营养全面、易消化的食物,还应多吃新鲜蔬菜、瓜果及清热解暑的食物。

除了饮食调理外,妈妈的卧室定时通风换气也能预防产后中暑。但要注意不能让妈妈吹过堂风,否则会落下月子病。

生完宝宝后,得了腰椎间盘突出,怎么办?

马大夫答

孕期腹内胎宝宝不断增大,会造成孕妈妈的腰椎过度前凸,尤其是孕晚期,经常保持这种姿势,会增加了腰部的负担,为腰椎间盘突出留下隐患。产后内分泌系统还没有完全恢复,骨关节及韧带都较松弛,对腰椎的约束及支撑力量减弱,很容易发生腰椎间盘突出症。这时,日常要注意保持正确的姿势,做到立如松、坐如钟、卧如弓等。饮食调理上要注意补充B族维生素、维生素C、维生素E、蛋白质、镁、钙、维生素D等,以达到增强腰椎骨骼的强度、提高肌肉的力量的作用。

生完宝宝后,一直上火,怎么调理呢?

马大夫答

产后上火的妈妈最好不要吃清火的药,可选既有营养又有清热作用的食物。如芹菜能去肝火,解肺胃郁热;莴笋清热、顺气;荸荠能缓解哺乳妈妈心烦口渴、口舌生疮、便干尿黄的现象;百合清热润肺、止咳,可以缓解妈妈咽喉肿痛、心烦口渴;绿豆能清凉解毒、清热解烦。

Part

3

呵护好乳房，
喂奶美丽两不误

乳房健康，才能实现母乳喂养

乳腺负责乳汁分泌

乳房是宝宝最重要的"粮仓"，它的内部结构就像一棵倒长的树，乳头是树根，一个个乳腺小叶构成树冠。每个乳腺小叶都与输乳管相连，最后汇集到集合导管，通向乳头，输送乳汁。乳腺受激素的管控，如果妈妈经常暴饮暴食、情绪激动等，就会影响激素分泌，进而影响乳汁分泌，甚至引起乳房病变。

不容忽视的乳房病变信号

任何病症都不是突然发生的，发病前身体都会给出各种提示信号，所以要把学会自检当成必修课，这是及早发现乳腺疾病最简单、最有效的方法。

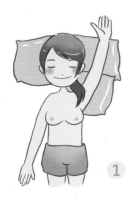

平躺在床上，裸着上身，高举左臂，左肩下垫一个小枕头，这样左侧的乳房就变得平坦了。

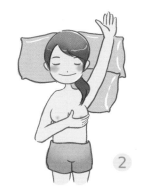

用右手食指、中指、无名指的指腹，仔细缓慢地触摸左侧乳房，按照顺时针方向从乳房外围逐渐移动至乳头，检查是否有硬块、肿胀、压痛感。

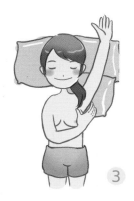

用拇指和食指轻按腋下，看看是否有硬块。检查腋下淋巴是否有肿大。

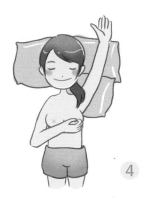

用拇指和食指轻捏乳头，看看是否有液体排出。然后用同样方法自检右侧乳房。

好心情才有好乳房、好乳汁

情绪低落容易导致乳房疼痛、肿块和增生

乳房是女人最亲密的伙伴，一点都不假，心情的好坏乳房总能最先察觉到，经常忧虑、压力大、爱生气，乳房就会通过疼痛、肿块和增生的方式反映出来。从中医角度来看，肝主疏泄，能使人全身气机舒畅，气散而不郁，其中就包括调节心情，也就是说心情会直接影响肝，而乳房在肝经上，故心情也间接影响乳房。所以，想要健康乳房，保持好心情是必需的。

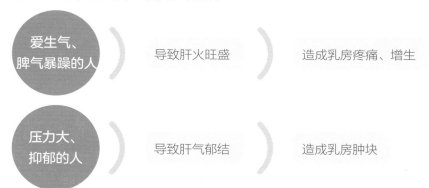

爱生气、脾气暴躁的人 〉 导致肝火旺盛 〉 造成乳房疼痛、增生

压力大、抑郁的人 〉 导致肝气郁结 〉 造成乳房肿块

妈妈的情绪影响乳汁分泌

产后妈妈的烦躁、悲伤、忧愁等情绪是否会影响哺育宝宝呢？答案是肯定的。任何情绪都会通过大脑皮层影响垂体的活动，而负面情绪会抑制泌乳素的分泌，让妈妈乳汁量减少。严重的心情抑郁还会导致肝郁气滞，产生血瘀，不仅造成乳汁缺乏，还会让乳汁变色。由此可见，妈妈的心情关乎着乳汁的质量，宝宝喝了妈妈心情不好时产的奶，也容易烦躁不安、夜晚睡眠不良、爱哭闹。

所以，妈妈要保持好心情，产快乐的奶，让宝宝吃得健康又安心。

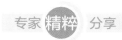

专家 精粹 分享

并不是患上乳腺增生就要吃药

乳腺增生是女性的常见病，很多女性感觉到乳房胀痛后会特别紧张地来就诊，十有八九都是乳腺增生，并无大碍，日常注意调节心情，不管是工作还是生活都要劳逸结合，多运动，定期检查就可以了。一般的乳腺增生是不需要吃药的，注意饮食结构的调整，少吃高脂肪食物、刺激性食物就可以了。

每天按摩乳房，
奶水足，双乳饱满

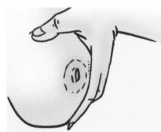

专家精粹解读

舒适按摩让胸部越来越挺

女性孕期乳腺生长，乳房内的血管变得粗大，乳房不仅向前推高，也向两腋扩大。分娩后，支撑乳房的韧带和皮肤因为长时间牵拉很难在马上复原，再加上哺乳，此时若不注意乳房的保护，乳房就会下垂。

按摩乳房能够促进胸部淋巴管运输代谢废物，紧实胸部肌肉，加强支撑力，让胸部越来越挺。

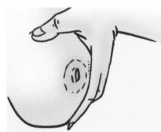

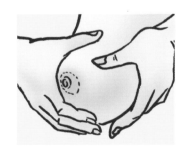

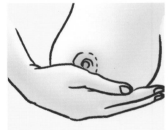

1　用一只手包住乳房。

2　用另一只手的拇指贴在乳房的侧面，画圈，适当用力摩擦。

3　用一只手固定乳房，从下往上推。

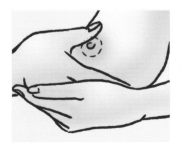

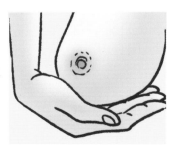

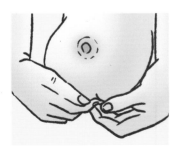

4　另一只手稍微弯曲，贴在支撑着乳房的手的外部，用力往上推，再放下。

5　手掌放在乳房下。

6　另一只手的小拇指放在乳房正下方，用力抬起。

胸部健美操，让乳房"挺"起来

从产后第4周开始，就可以这套胸部健美操，帮助乳房恢复往日的挺拔和美丽。

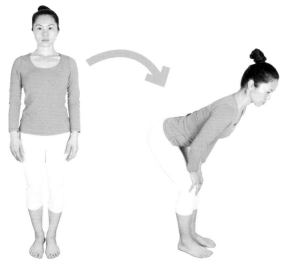

1 自然站立，双脚并拢，双手放于身体两侧，保持10秒钟。然后向前弯腰，双手放于膝盖上，上身尽量向前，背部挺直，收缩腹部，保持15秒钟。重复60~80次。

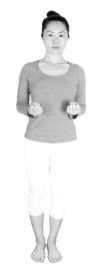

2 双手握拳，双臂屈成90度并贴紧身体，尽量用上臂夹紧乳房两侧，保持10秒钟。重复20次。

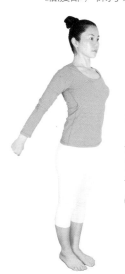

3
伸直双臂，用力向后伸展，保持15秒钟。重复60~80次。

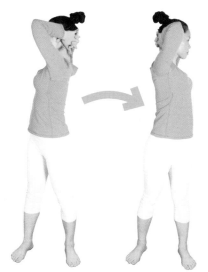

4
双脚分开，双手抱住后脑勺，身体向左右各转90度。重复做20次。

预防乳腺炎，宝宝吃得饱

月子期要预防乳腺炎

产后乳腺炎是乳房部位的急性化脓性疾病，主要表现为患侧乳房红、肿、热、痛，局部肿块、脓肿，体温升高。急性乳腺炎是月子里的常见病，症状轻的妈妈可以继续哺乳，但要采取积极措施促使乳汁排出，或者局部用冰敷，以减少乳汁分泌。症状严重的就必须就医了。

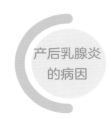

产后乳腺炎的病因

1 哺乳期间，很可能因为过度熟睡而错过喂奶，又或是分泌的乳汁没有被宝宝吸光，以致大量的乳汁堆积在乳房里，使得乳腺被浓稠的乳汁堵住而导致乳腺炎。

2 胸罩过于紧绷，睡觉时的压迫，或是乳头皲裂以致乳房感染细菌，都可能造成乳腺管阻塞，进而导致乳腺急性发炎。

定时排空乳房

妈妈得了乳腺炎后，要及时排空乳房内的乳汁，因为没有乳汁提供营养，可以阻止乳腺炎进一步恶化，经过一定的治疗，症状很快会得到改善。

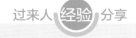

过来人 经验 分享

不要挤压乳房

多数乳腺炎都是睡觉时不小心挤压造成的，为避免这种情况的发生，也为了更好地给宝宝哺乳，哺乳期妈妈要注意保护好乳房。睡觉时不要俯卧，侧身睡时切勿使乳房受压，最好是采取仰卧的姿势，因为向左或向右侧卧都容易压迫到乳房，使乳房内部软组织受到挫伤，易引发乳腺炎或乳腺增生等疾病。

乳头皲裂这样护理，
不影响喂奶和美观

乳头皲裂重在预防

乳头皲裂是哺乳时经常会遇到的问题之一。发生这种情况的主要原因是宝宝在吸乳时咬伤乳头，当然，也可因其他损伤而引起，多发生于初产妇，本病重在预防。乳头皲裂后，轻者仅乳头表面出现裂口；重者会出现局部渗液、渗血，日久不愈，反复发作易形成小溃疡，处理不当极易引起乳痈。

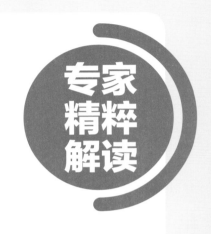

保证哺乳姿势正确

乳头皲裂主要是由于宝宝吸吮姿势不正确所引起的，所以，妈妈在哺乳时应尽量让宝宝吸吮住大部分乳晕，这样宝宝不仅更易吸出奶，也能有效预防乳头皲裂。

软化乳晕

喂奶前，妈妈可以先挤出一些奶来，这样乳晕就会变软，更方便宝宝吸吮。

要谨慎护理，可暂缓喂奶

如果乳头已经皲裂，可以先用损伤轻的一侧哺乳。这时要选透气性好、宽松的内衣，以利于空气流通，加快伤口愈合。如果乳头皲裂比较严重，则应停止喂奶 24 ~ 48 小时或喂奶时使用吸奶器或乳头保护罩，不让宝宝直接接触乳头。

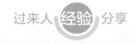
过来人 经验 分享

出现乳头皲裂，可用云南白药加香油涂抹

先用温水洗净乳头的破裂部分，取适量云南白药加少许香油调匀，涂抹在乳头皲裂处，每天3次，连续用3天。但是要记得在宝宝吃奶前用温水清洗干净。

远离产后乳头胀痛，乳房舒服，奶水足

及时疏通乳腺管，远离乳栓、乳垢堵塞

如果乳腺管开口处有乳栓、乳垢，妈妈在喂奶时很容易出现乳头刺痛，这时应及时疏通乳腺管。可以通过揉、敷等手段，让乳腺管扩张、疏通，然后再利用吸奶器把里面淤积的乳汁吸出来。一定要把积存的奶全部吸走，否则"老奶"没吸光，"新奶"又在不断产生，这样乳腺管很容易又堵住了。

缓解乳头疼痛，试试这些小妙招

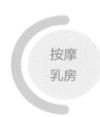

① 双手叠放在一起，放在乳房上，然后双手用力向胸中央推压乳房进行按摩。

② 将双手手指并拢放在乳根下方，振动整个乳房，然后用双手将乳房斜向上方推压按摩。从下方托起乳房，用双手向上推压整个乳房。

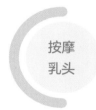

① 洗净双手，用肥皂水环形擦洗至乳房基底部。

② 然后用手托住乳房，自乳房基底部用中指和食指向乳头方向按摩，用拇指和食指揉捏乳头以增加乳头的韧性，每日2次，每次20下，可以减轻乳房疼痛。

　　按摩整个乳房时，动作幅度要大，以感到淤堵团块从胸上消失为宜，但严禁乱揉捏，避免损伤乳腺。

乳头凹陷，坚持提拉乳头

如果妈妈乳头凹陷，可以通过下面的方法进行纠正。

按摩法

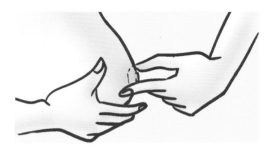

1 用一只手托着乳房，用另一只手以拇指、食指和中指牵拉乳头下方的乳晕，改善其伸展性。

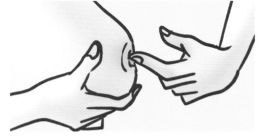

2 抓住乳头，往里压至感到疼痛为止。

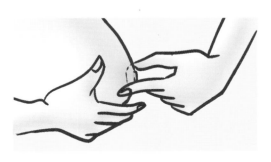

3 用手指拉住乳头，然后拧动，反复2~3次。

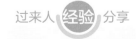

过来人 经验 分享

用一些工具来帮忙纠正乳头凹陷

乳头凹陷不严重者，可用手指牵拉。严重乳头凹陷者，可以借助乳头吸引器和矫正胸罩来纠正。需要注意使用的时候，一旦发生下腹疼痛，则应立即停止。

摩擦法

妈妈可用消毒纱布把乳头表面的杂质和油脂擦拭干净，一般乳头凹陷都会积存脏东西，擦拭时可以借助纱布的摩擦力将乳头轻轻提拉出来，但要注意用力不要过猛。

我属于"太平公主"，能喂饱宝宝吗？

马大夫答

俗话说"包子好不好吃，不在褶上"，母乳是否充足跟乳房大小没有必然关系，主要是看妈妈的身体素质、宝宝是否有效吸吮、乳腺管是否通畅。即使是"太平公主"，只要乳房健康、身体健康，实现全母乳喂养也是完全没有问题的。

产后没几天，我就出现了乳晕发痒、乳头湿疹怎么办？

马大夫答

乳头湿疹是哺乳期妈妈常见的一种过敏性皮疹，乳头、乳晕、乳腺皮肤都可能会出现，妈妈会感到非常痒，但又不宜抓挠。此时可以用蒲公英、金银花、黄柏各10克煮水清洗乳房，连洗3天。或将西瓜霜含片碾成粉用香油调成糊外涂，效果也不错。另外，这段时间少吃腥发食物，如海鲜、火锅、羊肉等，多吃水果，多晒被子。

刚下奶时，涨奶是怎么回事？

马大夫答

刚下奶时出现涨奶，主要是血液流向乳房导致周围的乳腺组织膨胀引起的。但要区分是生理性涨奶还是病理性涨奶。

生理性涨奶主要表现为乳房不痛但有些硬，且乳腺组织较均匀，喂奶后会变松软，这时可以让宝宝有规律地吃奶，等宝宝能很好地含住乳头吃到更多奶时，涨奶现象就会消失。

病理性涨奶主要表现为乳房疼痛，局部有硬块，出奶缓慢或宝宝吸不出来奶。此时，千万不能用吸奶器，要轻揉乳头，让宝宝多吸吮。

Part

4

不错过产后运动，
身体恢复快

顺产妈妈产后第1周：尽快恢复元气

坐月子不等于卧床不动

刚生完宝宝的妈妈身体虚弱，所以需要靠坐月子来充分调理身体，帮助身体复原。但是，月子期间一味地卧床休息对妈妈不利。可以适当散步，做一些简单家务等。

这时运动要劳逸结合，稍有累感就躺下休息。

过来人 经验 分享

运动时要补充充足的水分

月子期妈妈身体还比较虚弱、易出汗，所以运动时要及时补水。可以运动前先喝点温水，运动30分钟后再喝点温水。不要喝凉白开，40℃左右的温水最合适，不仅不会刺激肠胃，也更容易让身体吸收。

哪些妈妈不宜做产后体操

产后体操不仅能让妈妈较快地恢复生理功能，还有助于减少子宫脱垂、痔疮等的发生。但并不是所有妈妈都适宜做产后体操，有以下情况的妈妈就不适宜做操：

1 产后体虚、发热者
盲目锻炼容易造成头晕或脱水。

2 血压持续升高者
身体没有恢复就开始锻炼，容易造成心脏负担过大，导致产后高血压。

3 会阴严重撕裂者
会阴未恢复前就开始锻炼，容易造成产后出血或恶露不净。

4 剖宫产妈妈
伤口未愈合前锻炼，不利于伤口愈合和子宫的恢复。

5 贫血者
盲目锻炼会导致产后出血或产后恶露增多，不利于子宫的恢复。

6 产褥感染者
容易致使感染加重。

床上小动作，促进产后恢复

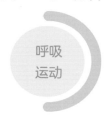
呼吸运动

1 仰卧，双手枕在脑后，用鼻子缓缓吸气，感觉腹壁下陷，内脏向上牵拉。

2 慢慢呼气，恢复初始状态。

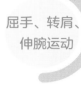

屈手、转肩、伸腕运动

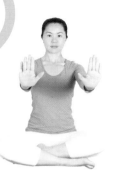
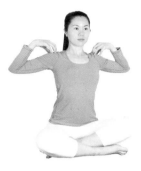

1　坐直身体，双手向前平伸，掌心向前，从大拇指开始依次握起，再依次打开。

2　弯曲双臂，手指触肩，肘部向外侧翻饶肩转10次，再向内侧翻转10次。

3　双手向前，手心向外内十字交叉，尽力向前伸展，背部用力后拽，保持10秒。

4　保持步骤3的姿势向上抬起双臂，贴近耳朵，手掌上翻，尽力向上伸展，保持10秒，放松。

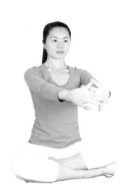
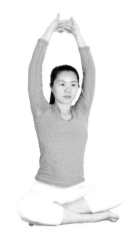

缩肛运动

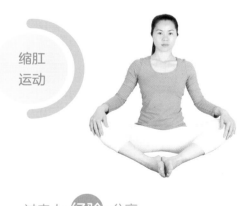
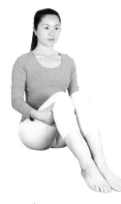

1　两膝分开，双手放在膝盖上，坐直。

2　合拢双腿同时用力收缩肛门。

过来人 **经验** 分享

会阴侧切妈妈别急着运动

　　对于会阴侧切的妈妈，产后第1天不适合做缩肛运动，最好等伤口愈合后再进行运动，避免撕裂伤口。

顺产妈妈产后第 2 周：
合理控制体重

产后恢复，从监测体重开始

进入产后第 2 周，妈妈的身体在逐渐恢复，这个时候注意要饮食营养，保证乳汁的充分分泌，同时要合理控制体重。

很多女性都认为产后肥胖是不可避免的事情，而生完宝宝后走样的身材让很多女性选择做不婚族、丁克族，认为只要不怀孕、不生宝宝就能一直保持苗条的身材。其实，在怀孕期间平均体重增加 10 ~ 12 千克是健康合理的，而在生完宝宝后，只要进行适当的饮食调理，配以合理的运动等，就一定能够达到瘦身效果。

产后 6 周 ~ 6 个月体重（千克）/ 孕前体重（千克）

< 1.1　正常增重，身材比较容易恢复

> 1.1　产后肥胖，需要努力瘦身才能恢复身材

生理结构和饮食习惯变化是产后肥胖的两个主要原因，所以在坐月子的时候就要注意膳食结构，合理搭配饮食。

按摩腹部，促进恶露排出

平躺在床上，找到肚脐下 10 厘米的位置，用拇指顺时针按摩，力度要轻揉，早晚睡前按摩 5 分钟。腹部按摩有助于促进肠胃蠕动，帮助子宫排恶露，还可以预防因子宫收缩不良引起的产后出血。

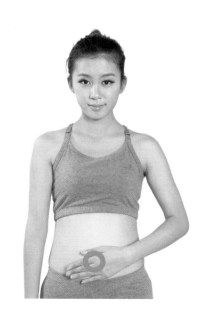

让精油瓦解腹部顽固脂肪

天然植物单方精油中，杜松精油、葡萄柚精油、柠檬精油、胡萝卜子精油、丝柏精油、德国蓝甘菊精油等都具有瘦身效果，有助于瓦解腹部顽固脂肪，增强腰腹皮肤弹性，收紧腰腹部线条。

柠檬配方精油

柠檬精油2滴+杜松精油2滴+葡萄柚精油3滴+薄荷精油1滴+荷荷巴油20毫升。

丝柏配方精油

丝柏精油4滴+杜松精油3滴+天竺葵精油3滴+葡萄子油20毫升+甜杏仁油10毫升。

蓝甘菊配方精油

蓝甘菊精油3滴+胡萝卜子精油3滴+月桂精油2滴+荷荷巴油3滴。

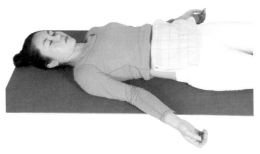

1　先用温热的毛巾热敷在小肚子上。

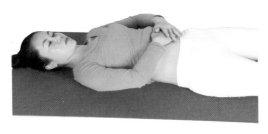

2　倒七八滴调好的配方精油在掌心，搓热。用双手把精油均匀地涂抹在小肚子上，画大圈按摩7圈。

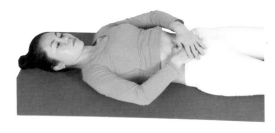

3　顺时针画小圈按摩肚子，每个小圈按摩5次。

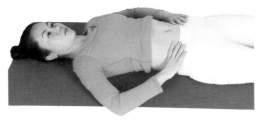

4　双手叉腰，虎口卡在腰部两侧，上下捏动。

顺产妈妈产后第 3 周：
保证充足的睡眠

晨起一杯水，促进消化，瘦身又养颜

每天晨起喝一杯水，可以刺激肠胃蠕动，预防便秘。清晨补水特别容易被身体吸收并输送至全身，有助于净化血液、滋润肌肤。此外，人在睡眠中，水分依然会代谢蒸发，当身体水分不足的时候，代谢率会下降，容易囤积脂肪。所以起床后喝水，可以及时补充水分，提高基础代谢率，有助减肥。

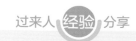
充足睡眠，加速恢复好身材

产后第 3 周开始，很多妈妈会将注意力转移到照顾宝宝上，这就使得妈妈忽视了对自己的照顾，进而影响身体的恢复。这时因为睡眠质量会直接影响妈妈体内激素的分泌，而高质量的睡眠促进身体的新陈代谢，加速身体恢复，并有利于打造易瘦体质。

1 在10~20分钟内入睡。

2 一觉到天亮，睡眠时无噩梦，偶尔醒来又能在5分钟内入睡。

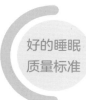
好的睡眠
质量标准

3 睡眠时做梦但早上会很快忘记。

4 早上起床神清气爽、精力充沛。

弯腰时不要用力过猛

平时在拿取物品，特别是提物、举高、弯腰捡东西的时候，妈妈要注意动作不能过猛，避免拉伤腰部肌肉。腰部不适的妈妈，在抱宝宝的时候尽量用手臂和腿的力量，腰部少用力。在捡东西的时候不要猛然弯腰，最好先双腿前后分开，再下蹲捡东西。

一个健身球帮助矫正骨盆

分娩后，妈妈会分泌一种特殊的激素使骨盆变宽，因此，需要及时矫正骨盆，有利于身体的塑形。

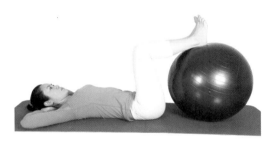

1　仰卧，双腿放在健身球上面做腹式呼吸。保持20分钟。

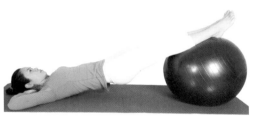

2　吸气的同时臀部抬起，放松，保持5秒。重复60~80次。

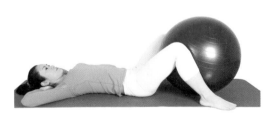

3　用两个膝盖夹紧健身球，且收缩肛门。重复10次。

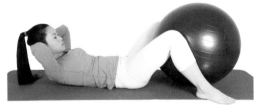

4　上身抬起，保持5秒，再平躺下来。重复60~80次。

顺产妈妈产后第 4 周：
适当增加运动量

此时可适当增加运动量

经过了前几周的恢复，妈妈的身体已经恢复得差不多了，在医生许可的情况下可以适当增加运动量，但要注意一个前提：不感到劳累。开始时，运动量和幅度都不要太大，最好在专业产后护理人员的指导下进行。一般来说，每天运动 15 分钟即可，运动量可视身体情况而逐渐加大，并慢慢建立固定的运动习惯。

散步瘦身两不误

俗话说"饭后百步走，活到九十九"，其实饭后散步不仅可以养生长寿，这也是一种减肥的好方法。散步有助于增强参与体内脂肪代谢的酶的活性，从而刺激身体的新陈代谢。一边走一边做些小动作，更有利于减肥瘦身。

边走边收腹 走路的时候稍微收紧腹部，不仅可以使走姿优雅，还可以消耗更多热量，有利于塑形。

边走边拍打小腹 双手握空拳，轮流轻击小腹，有助于加速腹部脂肪的分解、消耗，久而久之肥肥的小肚腩就日益萎缩了。

需要提醒的是，饭后不要立刻开始散步，最好休息 10 ~ 15 分钟，再开始散步。

做做颈部运动，缓解哺乳引起的颈部酸痛

妈妈生产时体内会分泌松弛素，导致全身关节部位肌肉松弛，使关节的保护作用减弱，再加上产后长时间低头喂奶，很容易引起哺乳期妈妈颈部酸痛。这时多做做颈部运动，可以帮助锻炼颈部肌肉，缓解酸痛。

仰卧在瑜伽垫上，双手平枕在脑后，颈部向右转，然后再向左转，根据自己的身体情况重复动作。做此运动时要选在地板或者较硬的床上进行，否则难以达到锻炼效果。

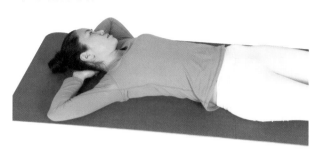

双臂运动，预防肩部疼痛

妈妈抱宝宝的时间比较长，容易造成双臂和肩膀疲劳，产生疼痛。此时多做双臂运动，有助于促进血液循环，缓解疲劳。

平躺在床上，掌心向上双臂自然伸展，双肩成一条直线。双臂伸直，抬至胸前正上方，然后双手稍用力合拢。重复动作，每次 10 分钟左右。

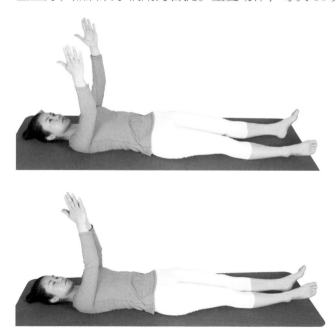

过来人 经验 分享

随时都可以做的小动作

瘦身运动不一定非要抽出专门的时间，日常随时都可以锻炼。适当洗洗衣服、收拾屋子；久坐后站一会，做做提肛运动，或用脚尖站立，绷紧腿部和臀部肌肉，或者在屋里走几圈；上下电梯时，可以将头、背、臀、脚跟紧贴电梯壁站直。别小看这几分钟，养成习惯会让身姿挺拔、优美。

顺产妈妈产后第 5 周：
做些简单家务

做中等强度运动，避免高强度运动

进入产后第 5 周，身体进一步复原，但此时仍不建议做高强度运动。因为妈妈自胎盘娩出到全身器官恢复正常大约需要 6 周，这 42 天才是真正意义上的月子期。所以，本周的瘦身运动要保持在中等强度，避免高强度运动对身体造成伤害。

做做家务也能瘦

妈妈还处于哺乳期，不能通过节食来瘦身，当然更要远离各种减肥药，因此通过各种日常活动以增加身体热量消耗就是最好的瘦身方式。

每天不用刻意运动，只需要做一些日常的家务活动，如收拾厨房、擦桌子、擦地、熨衣服等，所消耗的热量也是很可观的。让家里干净的同时，人也瘦了，何乐而不为呢?

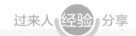
过来人 经验 分享

扮靓自己，也有助于瘦身

有些妈妈把时间都放在了照顾宝宝上，又认为自己正处于产后的特殊阶段，每天待在家中也没有必要好好打扮自己，虽说不至于蓬头垢面，但是相比孕前的形象还是差了很多。

建议妈妈不妨每天花点时间来打扮自己，比如，好好梳梳头，弄个漂亮的发型；洗个脸，做个脸部SPA……这样做不仅增加身体的活动量，同时美丽的自己也会带来好心情，增强瘦身的欲望。

蹬腿运动，让腿部重新变修长

双腿交替蹬腿，可以促进血液循环，缓解腿部疲劳，消除腿部赘肉，让妈妈恢复修长的双腿。下面为妈妈们介绍两种交替蹬腿的方法：

1 身体平躺在床上，双腿、双臂自然伸直。双腿同时向上慢慢抬起，再放下，抬起时不可太用力。每天2次，每次2分钟。

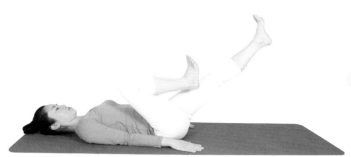

2 身体平躺在床上，抬起双腿，使腿和床成60度角，交替蹬腿。重复10次。

运动后的放松动作

运动后做放松动作，可以促进肌肉中乳酸的消除，减少肌肉的延迟性酸痛，有助于消除疲劳，也是预防损伤的重要手段。

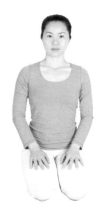

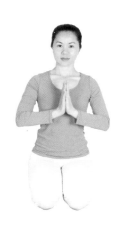

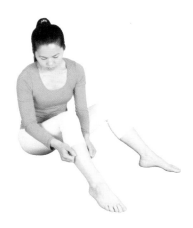

1 调整呼吸，让气息均匀。

2 双掌合十放在胸前，双肩成一条直线，放松身体。

3 轻轻拍打双臂、双腿，舒缓身体，防止运动后肌肉酸痛。

顺产妈妈产后第 6 周：瘦身的黄金期

扫一扫 听音频

产后第 6 周是瘦身的黄金期

产后 6 周至半年是妈妈瘦身、恢复身材的黄金时期，因为这段时间妈妈的身体基本恢复到孕前状态，而且因为孕产而囤积的脂肪还不顽固，比较容易甩掉，所以抓住这个瘦身时机，可以轻松摆脱身上的肉肉。

哺乳是最好的减肥方式

虽然这个阶段妈妈可以通过加强运动和控制饮食来减肥，但是哺乳仍然是最佳的减肥方法。研究发现，哺乳期女性每制造 100 毫升的乳汁，需消耗 60 ~ 70 千卡的热量。哺乳期妈妈每天制造乳汁的同时就是在消耗热量。

高龄妈妈不可忽视产后瘦身

医学界认为生产时年满 35 岁的女性就属于高龄产妇了。其实，女性过了 30 岁怀孕体重会更容易增加，而且生理功能也处于下滑的趋势，新陈代谢速度变缓，很容易导致产后肥胖。高龄妈妈如果错过恢复身材的最佳时期，产后瘦身将很困难，还可能患上糖尿病、高血压等病症。

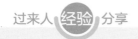

过来人 经验 分享

产后瑜伽好处多

瑜伽是一项很好的帮助身体恢复的锻炼，有计划且适度的瑜伽锻炼，对身体和心理都有诸多好处。

1.改善血液循环，恢复皮肤弹性。

2.减少脂肪囤积，帮助恢复体形。

3.强健腹部及骨盆肌肉，增强骨盆内器官的支撑力量。

4.舒缓心情，预防和缓解产后抑郁。

虎式瑜伽，让臀部翘起来

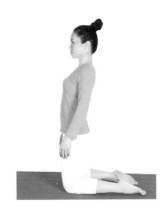

1　双膝跪地，打开与肩同宽，让小腿和脚面尽量贴近地面。上身直立，大腿与小腿成90度。

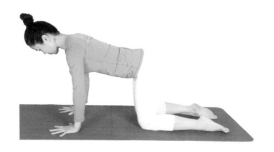

2　缓缓俯身向前，手掌着地，手臂垂直于地面，脊椎与地面平行。

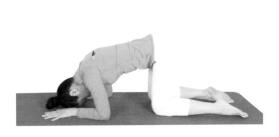

3　吸气，头部下沉，背部成弧形。

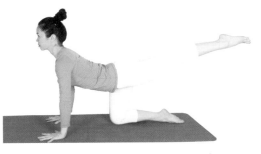

4　抬腿笔直伸展，同时抬头、抬高下颌，伸展颈部。

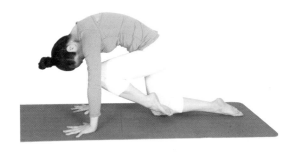

5　呼气，收腿、低头，膝盖尽量靠近头部，脊椎成拱形。

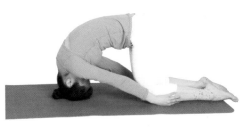

6　头触地，收下颌尽量靠近膝盖，双臂自然向后伸展。每个动作持续10秒，重复20~30次。

Part 4　不错过产后运动，身体恢复快

157

剖宫产妈妈前 4 周：
不适合运动

不能运动，但可以适当活动

很多人觉得剖宫产后要静卧不动，等待恢复体力，这是错误的。只要体力允许，妈妈要尽早下床活动并逐渐增加活动量。但剖宫产妈妈跟顺产妈妈的运动瘦身方案要有所区别，一是因为刀口恢复需要时间；二是产后妈妈腰腹部比较脆弱，强行锻炼会对身体造成损伤。建议剖宫产妈妈产后 4 周等刀口愈合良好再进行瘦身运动。

这时，剖宫产妈妈在身体允许的情况下可以经常坐起，以促进肠道功能的恢复，同时可以帮助排气，缓解腹胀，还能预防肠粘连及血栓形成。

深呼吸练习

剖宫产妈妈在床上做做深呼吸，对于体力恢复和器官复位有很好的促进作用，但是要避免大力牵扯，影响剖宫产刀口的愈合。

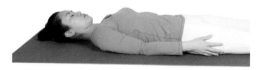

① 仰卧，双手贴在身体两侧，缓缓吐气。

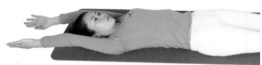

② 一边吸气，一边将双臂贴床缓缓展开与肩齐平，再抬至头顶双掌相对。

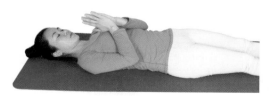

③ 边吐气边将双掌合并在脸上方，做膜拜状。

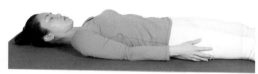

④ 双掌慢慢分开下滑，恢复到初始状态。

剖宫产妈妈产后第 5 ~ 6 周：
可以做伸展运动

适合月子里的运动

**轻抬腿
手抓脚趾**

可以试着把腿抬起来，再轻轻放下，每次抬腿的同时用不同侧的手去够脚尖，每次做2~3次即可，可以促进下肢的血液循环。

洗完澡搓一搓，搓掉小粗腿

洗完澡后身体舒展，此时搓一搓大腿可以更快地燃烧脂肪。可以Z字形揉搓，感觉像扭毛巾一样，用点力有酸痛感才有效果，也可以用滚轮按摩道具。

满月后的运动

**拉伸
大腿肌肉**

找一个稳定性好的椅子，侧身站在椅子后面，一只手扶稳椅背，身体向椅背一侧倾斜，同时抬起外侧的腿，用力绷紧脚尖来回甩腿30下，然后换腿重复动作，每天练1组。

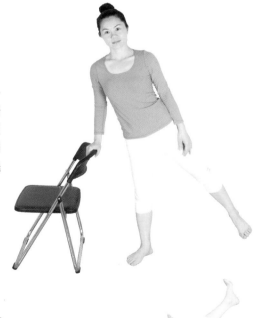

**下半身
伸展运动**

平躺在床上，双腿并拢抬高与身体呈90度，然后双腿在空中交替做骑车蹬腿运动。最开始可以做10分钟，然后根据身体情况逐渐增加时间。

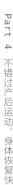

Part 4 不错过产后运动，身体恢复快

159

我做了会阴侧切，请问什么时候可以运动？能做什么运动呢？

马大夫答

侧切妈妈会阴部位的伤口快的2周就会完全愈合，较慢的则需要1个月左右才能完全恢复。伤口愈合前切忌用力，避免如提重物、下蹲等动作，不宜运动，且要避免性生活。愈合后可以按照书中介绍的常规产后瘦身运动进行瘦身。

我是顺产妈妈，想尽快恢复身材，能不能适当节食？

马大夫答

能否通过适当节食减肥，要根据你处于产后哪一个阶段来判断。如果是月子期，身体的各项功能正处于恢复阶段，需要充足的热量和营养供应，不建议节食；如果已经过了月子期但仍然在哺乳，为了宝宝有足量且营养丰富的奶水，也不建议节食。如果妈妈想通过节食尽快瘦身，可以在宝宝吃辅食后进行。

哺乳 1 天相当于快走 2 千米，是真的吗？

马大夫答

是有一定道理的。研究发现，妈妈给宝宝每喂乳100毫升，就会消耗60～70千卡的热量。而满月后宝宝每天大约需要600毫升的乳汁，那么妈妈每天喂奶所消耗的热量相当于走路2小时，或跑步1小时，或做家务2小时的运动量。随着宝宝的长大，所需的乳汁量也越来越多，这样分泌乳汁就会消耗越来越多的热量。所以，哺乳是省力、省心又健康的减肥方式。